Säure Basen Kochbuch

Durch Basenfasten deine Säuren-Basen Balance optimieren.

128 köstliche basische Rezepte. Inklusive basische Lebensmitteltabelle

Isabella Hitzling

ISBN: 9798671625240

INHALT

VORWORT

Haben Sie sich schon oft vorgenommen, sich gesünder und bewusster zu ernähren?

Oder liegen sogar schon ein paar verzweifelte (und kläglich gescheiterte) Abnehm-Versuche hinter Ihnen?

Aller Anfang ist bekanntlich schwer. Und außerdem hat man mittlerweile so viel Auswahl an Diäten und Ernährungsprogrammen, dass viele verunsichert sind, welche davon die beste Variante für die eigene Person ist.

Zudem sind die Menschen durch ungesunde oder falsche Ernährung träge und übergewichtig geworden. Dies führt in ganz vielen Fällen zu Gesundheitsproblemen wie Diabetes, Bluthochdruck und anderen gefährlichen Herz-Kreislauf-Beschwerden – im schlimmsten Fall zum Infarkt oder Schlaganfall. Aber auch die Gelenke leiden und werden früher oder später ihren Unmut nach außen tragen.

Nun, ich will den Teufel nicht an die Wand malen. Und der Wille ist ja bei den meisten Personen vorhanden. Es ist nie zu spät, seine Lebensgewohnheiten umzustellen, Sie beginnen bereits damit, indem Sie sich mit diesem Buch befassen. Und Sie werden sehen, es ist gar nicht so schwer, den inneren Schweinehund zu verjagen und sich selbst auf den richtigen Pfad zu begeben.

Um unter anderem auch Gewicht verlieren zu können, führt an der richtigen Ernährung kein Weg vorbei. Auch Sport bis zum Abwinken kann wirkungslos sein, wenn man nicht zusätzlich seine Nahrungszufuhr beachtet.

Sie müssen kein Chemiker sein, um das Prinzip des Basenfastens zu begreifen und zu leben.

Der Vorteil ist, dass „Fasten" hier nicht „Verzicht auf Essen" bedeutet, sondern dass es um die Entsäuerung des Körpers geht, um einen gesunden Säure-Basen-Haushalt herzustellen, der sich wiederum extrem positiv auf Ihr inneres Wohlbefinden sowie auch auf den Körper direkt auswirkt.

Viele Lebensmittel enthalten Säure, die den Körper und die inneren Organe dazu veranlassen, diese wieder abzubauen, um einen neutralen pH-Wert herzustellen, sobald dieser nicht mehr ausgeglichen ist. Hierfür werden Basen benötigt, um die Neutralisierung durchzuführen und die Balance wiederherzustellen.

Gerade, wenn man älter wird und die Organe nicht mehr die Leistungen erbringen, die sie noch in jungen Jahren erbracht haben, kann eine zu säurehaltige Nahrungsaufnahme problematisch werden. Diese kann sich dann z. B. in Antriebslosigkeit oder in Haut- und Gelenkproblemen bemerkbar machen.

Sorgt man also im Vorfeld für mehr basische als saure Nahrungsaufnahme, wird die Neutralisierung erleichtert und dies hilft dem Körper dabei, sich wieder auf andere wichtige Funktionen zu konzentrieren. Das betrifft auch die Fettverbrennung. Klingt eigentlich ganz logisch, oder?

Durch die Aufnahme von beispielsweise vielen Obstsorten, Gemüse und reichlich kohlenstoffarmem Wasser wird der Basenspeicher ordentlich aufgefüllt, bestimmte, sehr säure- und zuckerhaltige Produkte, wie unter anderem Cola, Fast Food, leider auch Kaffee, Fleisch- und Wurstwaren, sollten allerdings arg eingeschränkt werden.

Sie werden in diesem Buch im Detail erfahren, welche Lebensmittel sich überwiegend in Ihrem Kühlschrank zu Hause fühlen sollten und wie Sie basisch und somit gesund kochen.

Zudem werden Sie nach der Umstellung auf eine basische Ernährung ein ganz neues Körpergefühl wahrnehmen. Im Idealfall sind Sie aktiver, ausgeglichener, Sie schlafen besser und haben wesentliche, äußerlich sichtbare Verbesserungen. Dies kann beispielsweise Haut und Haare betreffen, aber auch Gelenke und Organe können vorteilhaft reagieren.

All das können Sie allein durch diese Art der gesunden Ernährung beeinflussen.

Probieren Sie es aus und starten Sie durch in Ihr neues und unbeschwertes Leben. Fallen Sie in den sprichwörtlichen Jungbrunnen. Sie können hierbei nur gewinnen!

BASENFASTEN – WAS IST DAS ÜBERHAUPT UND WARUM IST ES FÜR MICH INTERESSANT?

Beim Basenfasten nach der Wacker-Methode ernähren Sie sich nur von Obst, Salaten und Gemüse, verzichten eine Woche (oder auch zwei) auf alle Lebensmittel, die im Körper säurebildend wirken, und entlasten so Ihren Stoffwechsel und alle damit verbundenen Funktionen.

Durch dieses von Sabine Wacker vor knapp 20 Jahren entwickelte spezielle Ernährungsprogramm kann man schon nach relativ kurzer Zeit Erfolge erkennen, was sich natürlich bei vielen Menschen besonderer Beliebtheit erfreut.

Mittlerweile gibt es unzählige Arten von Diäten und Abnehm-Programmen. Nicht jede davon ist aber auch für jeden geeignet. Viele sind von vornherein zum Scheitern verurteilt, weil man entweder nicht satt wird, Heißhunger auf alles Verbotene entwickelt oder Mangelerscheinungen bestimmter Vitamine, Mineralien oder Proteine aufweist.

Klagen Sie über mangelnden Aktivitätendrang? Fühlen Sie sich oft matt, haben ein Völlegefühl oder Sodbrennen? Zudem haben Sie in den letzten Jahren Ihr Körpergewicht und Ihren Bewegungssinn vernachlässigt? Und wer würde nicht gerne einmal wieder von Freunden oder der Familie hören wollen, „Mann, siehst du gut aus. Was ist mit dir passiert?“?

Dann ist es jetzt Zeit, etwas zu tun! Den ersten Schritt haben Sie bereits hinter sich, weil Sie sich dieses Buch zugelegt und damit Ihre

Bereitschaft zur Änderung gezeigt haben. Und Sie werden sehen, dass es gar nicht so schwer ist, sich von alten Gewohnheiten zu trennen.

Nachfolgend erfahren Sie, wie Säuren und Basen im Körper wirken, wie Sie einen positiven Einfluss darauf haben und wie Sie das Ganze dann in die Realität umsetzen können.

Viel Erfolg beim Start in Ihr neues Leben!

GRUNDWISSEN ÜBER SÄUREN UND BASEN

So gut wie jeder kann sich noch an den Chemieunterricht in der Schule erinnern! An die vielen Experimente und Tests, als es um die Ermittlung des pH-Wertes ging.

Der pH-Wert – was genau ist das eigentlich nochmal?

Ursprünglich entwickelt vom Wissenschaftler Søren Sørensen Anfang des 20. Jahrhunderts, dient er dazu, festzustellen, wie sauer oder alkalisch eine Lösung ist. Früher hat man die Werte noch relativ umständlich mit dem Elektroskop gemessen, heute verwendet man ganz einfach einen Teststreifen.

Die pH-Skala (das „H" steht für Wasserstoffionen, das „p" wurde später zu „Potenz" ernannt) besteht aus den Zahlen 1 bis 14. Von „sauer" sprechen wir im Bereich 1-6, von „alkalisch" (Laugen und Basen) im Bereich 8-14. Bei einem pH-neutralen Wert wird die „7" angezeigt.

Was bedeutet das jetzt für Sie und auf Ihren Körper bezogen?

Säuren und Basen begegnen uns in ganz vielen Bereichen des Alltags. Da wären zum Beispiel Kohlensäure, Salz-, Frucht- und Essigsäure oder Milchsäure, aber auch Handseife oder spezielle Reinigungsartikel zum Putzen sind typische Mittel, die uns da spontan einfallen würden.

Aber auch als Inhaltsstoffe in unseren Lebensmitteln sind sie enthalten. Welche davon unter die Kategorie sauer und welche unter basisch fallen, werden Sie später noch in diesem Buch genau erfahren.

Um eine Übersäuerung zu vermeiden, ist unser Körper stets um eine Neutralisierung bemüht, da durch die Aufnahme von zu sauren Nahrungsmitteln eine Menge gesundheitlicher Beeinträchtigungen oder auch Krankheiten entstehen können. Im harmlosesten Fall sind Sie einfach antriebslos, innerlich unruhig oder schlafen einfach nur schlecht – was natürlich auf Dauer zu weiteren unschönen Nebenwirkungen führen kann. Der Rattenschwanz diesbezüglich ist lang, kann aber mit dem nötigen Hintergrundwissen leicht gestoppt werden.

Durch die Aufnahme von basischen Lebensmitteln kann schon eine Menge an Säure neutralisiert werden, da Basen die von den Säuren abgegebenen Protonen aufnehmen. So, und was ist jetzt ein Proton???

Ein Proton ist ein positiv geladenes Wasserstoffion. Bei einer Reaktion mit Wasser wird es abgegeben (Protonendonator) und ist damit eine Säure. Ein Wasserstoffmolekül kann dieses Proton wiederum aufnehmen und ist somit eine Base (Protonenakzeptor). Das Ganze nennt sich dann Säure/Base-Reaktion.

In jungen Jahren kann der Körper den Säuregehalt relativ gut abbauen, da die Organe noch wesentlich besser funktionieren als im Alter. Doch gerade bei Frauen lagert sich die nicht abgebaute Säure gerne in den Fettzellen der Hüfte, am Bauch oder in den Oberschenkeln ab. Und schon haben wir das Problem, dass das Projekt „Abnehmen" zum Scheitern verurteilt ist.

Je mehr Aufwand für den Abbau der Säure benötigt wird, desto eingeschränkter funktionieren alle anderen Mechanismen! Das betrifft die Fettverbrennung, aber auch die Verdauung und Entgiftung anderer schädlicher Stoffe.

Der Körper bedient sich zusätzlich aber auch an anderen Stellen, um die überschüssige Säure wieder loszuwerden. Dazu gehören die Nieren, die Atmung und die Haut.

Über die Nieren werden die Giftstoffe ausgeschieden. Um dies zu unterstützen, sollten Sie regelmäßig genug trinken. Wichtig ist hierbei natürlich, dass Sie überwiegend Wasser oder Kräutertees zu sich nehmen und keine zuckersüße Cola oder Ähnliches, da diese extrem säurebildend agiert und zudem durch den hohen Zuckeranteil einer jeden Diät kontraproduktiv gegenübersteht.

Stehen Sie unter regelmäßigem Stress? Auch das kann zu erhöhter Ansäuerung im Körper führen. In der Lunge wird die Säure zu Kohlenstoffdioxid umgewandelt und normalerweise über die Atmung ausgestoßen. Durch Stress kann es zu einer flacheren Atmung kommen und so das Absorbieren vermindert werden.

Die Haut ist das größte Organ des Menschen. Gerade die Frauen haben so ihre Vorurteile, was schwitzende Männer (oder generell das Schwitzen) angeht. Aber alles hat seinen Sinn und seinen Nutzen. Denn durch das Schwitzen wird ebenfalls überschüssige Säure aus dem Körper heraus transportiert. Sind Sie überzeugter Saunagänger? Umso besser! Jegliche Art der Unterstützung für ein starkes Immunsystem ist herzlich willkommen.

WARUM IST EIN AUSGEGLICHENER SÄURE-BASEN-HAUSHALT WICHTIG?

Wie bereits im vorherigen Kapitel erwähnt, trägt ein gesundes Gleichgewicht zwischen Säuren und Basen unmittelbar zu Ihrer Gesundheit bei.

Aber warum sollte ich auf meinen Säure-Basen-Haushalt besonders Acht geben? Probleme habe ich doch bisher keine.

Bei einer Übersäuerung, im Übrigen Azidose genannt, wird, wie bei vielen anderen Krankheiten auch, zwischen „chronisch" und „akut" unterschieden. Die chronische Azidose ist deshalb so gefährlich, weil sie lange Zeit unbemerkt bleibt. Es fehlen die typischen Merkmale. Dazu gehören Antriebslosigkeit, Müdigkeit, Nervosität und innere Unruhe, aber auch Konzentrationsprobleme und Überempfindlichkeit gegenüber Stress zählen dazu. Auch wenn Ihnen diese Symptome bisher erspart geblieben sind, können dennoch schwere Schäden durch die unausgeglichene Azidose auftreten. Da der Körper ständig versucht, den pH-Wert in der Balance zu halten, greift er auf alle ihm denkbaren Möglichkeiten zurück. Kann er also die Säure weder über die basischen Lebensmittel noch über Niere, Atmung, Haut oder Schleimhäute abbauen, versucht er es durch Calcium, welches wiederum aus den Knochen gezogen wird. Kurzum: Es können auf Dauer schwere Knochenprobleme auftreten, davon betroffen sind auch die Gelenke und das Muskelgewebe. Es können auch Haut, Haare sowie Finger- und Fußnägel angegriffen werden. Akne und unreine Gesichtshaut sind typische Anzeichen dafür.

Studien und Berichten zu Folge gibt es in Ländern, in denen sehr viel Obst und Gemüse verzerrt wird, gleichzeitig aber auf viele tierische Eiweiße verzichtet wird, weniger Menschen mit Knochen- und Gelenkbeschwerden.

Um Ihren Säure-Basen-Haushalt im Gleichgewicht zu halten, bedarf es eigentlich keiner großen Kunst. Über die Ernährung ist so unglaublich viel zu beeinflussen, dass bestimmten Krankheiten im Vorfeld bereits entgegengewirkt werden kann.

Fassen wir also noch einmal zusammen:

Ausgeglichener Säure-Basen-Haushalt = Entlastung Ihrer Organe = Förderung aller anderen Organfunktionen = optimale Fettverbrennung, optimale Verdauung und Förderung der Leber- und Nierenfunktion = optische, positive Veränderung = inneres Wohlbefinden, Vitalität, verbesserte Schlafqualität und evtl. Steigerung des Selbstwertgefühls = positive Nebeneffekte wie Gewichtsabnahme (dadurch evtl. vorteilhafte Beeinflussung von chronischen Krankheiten, wie z. B. Diabetes oder Gicht).

Mittlerweile existieren viele Erfahrungsberichte über diese spezielle Fasten-Methode im Netz, in denen die positiven Berichte eindeutig überwiegen. Hauptsächlich Frauen erzählen dort, wie leicht ihnen eigentlich die Umstellung gefallen ist und wie es ihnen danach ergangen ist oder noch ergeht. Die Resultate sind eindeutig!

Sie können also bei dieser Form der Ernährung nur gewinnen!

UMSTELLUNG AUF DIE RICHTIGEN LEBENSMITTEL

Um zum erzielten Erfolg zu gelangen, ist es zwingend erforderlich, sich mit den richtigen Lebensmitteln einzudecken. Wenn Sie einmal Ihren Kühlschrank durchforsten und gründlich aufräumen, werden Sie wahrscheinlich auch auf einige Kühlschrankleichen stoßen, die Sie bei der Gelegenheit gleich entsorgen können. Wahrscheinlich haben Sie sich sowieso schon mindestens einhundert Mal vorgenommen, sich dieser Aufgabe zu widmen.

Es wurden bereits mehrmals die Begriffe „basische Lebensmittel" und „säurebildende Lebensmittel" erwähnt, bisher ist aber bis auf ein paar genannte Beispiele zwischendurch noch nicht näher darauf eingegangen worden.

Welche Lebensmittel sind denn nun basisch und was macht diese aus?

Um Ihr neues Ernährungsprogramm umzusetzen, ernähren Sie sich überwiegend von basenbildenden Lebensmitteln und reduzieren die säurebildenden – wobei hier von guten und schlechten Säurebildnern gesprochen wird, da in einigen von ihnen wichtige Nährstoffe stecken.

Basische Lebensmittel zeichnen sich besonders durch einen hohen Wert an Kalium, Calcium und Magnesium aus. Der Eiweißanteil ist hingegen relativ gering.

Natürlich wird auch hier, wie bei allen anderen Diäten und

Ernährungsprogrammen, dringend geraten, genug und regelmäßig zu trinken. Wasser und Kräutertees eignen sich am besten, da sie keine appetitanregende Eigenschaft besitzen. Ob stilles, medium oder classic spielt zwar keine Rolle, aber stilles Wasser ist wesentlich bekömmlicher und Sie können mehr davon trinken. Als ungefähre Menge pro Tag werden mindestens 2,5 bis 3 l empfohlen.

Zu den stark basenbildenden Lebensmitteln gehören Kräuter, Gemüse (besonders das grüne), Salate, Obst, Kartoffeln und ungesüßte Fruchtsäfte. Zu den schwach basenbildenden zählen Hülsenfrüchte, Pilze, Sauerkraut und Honig. Nüsse und Öle dagegen werden neutral eingeordnet.

Reis, Fleisch- und Wurstwaren, Fisch, Eier, Milch- und Weißmehlprodukte sowie süße Limonaden sollten Sie dagegen meiden oder zumindest nur eingeschränkt zu sich nehmen.

Wie Sie wahrscheinlich gerade feststellen, sind unter den Säurebildnern viele Produkte, die tierische Eiweiße enthalten. Diese stehen im Verdacht, das Sterberisiko zu erhöhen. Langzeitstudien belegen, dass gerade bei Herz-Kreislauf-Erkrankten die Sterberate um einiges höher liegt als bei gesunden Menschen. Auch Risikogruppen wie Raucher und Übergewichtige sind davon betroffen. Man hat auch festgestellt, dass pflanzliche Eiweiße alle wichtigen Proteine liefern, die für eine gesunde und ausgewogene Ernährung notwendig sind.

Versuchen Sie also, wenn es denn schon Fleisch oder Fisch sein muss, Ihren Konsum radikal herunterzuschrauben und es nur in Maßen zu sich zu nehmen – außer in Ihrer Basenfastenwoche! Da ist alles, was säurebildend ist, tabu.

Auch Milchprodukte wie Quark, Joghurt und Käse haben eine säuernde Eigenschaft, wenn auch etwas schwächer. Die Ausnahmen davon sind Molke und Soja, sie haben eine basenbildende Wirkung.

Sind Sie Kaffeetrinker und brauchen täglich Ihre konstante Menge?

Auf Kaffee sollten Sie auf jeden Fall in der ersten aktiven Basenfastenwoche verzichten oder, wenn möglich, sich ganz davon entwöhnen. Denn auch Kaffee hat einen säuernden Effekt, wobei sich in diesem Punkt einige Geister scheiden. Können Sie auf gar keinen Fall ohne Ihren Kaffee leben, so versuchen Sie doch zumindest eine starke Reduktion. In der ersten Woche (und auch in der zweiten, je nachdem, wie lange Sie die basische Fastenzeit durchführen wollen) sollte eigentlich 100 % auf basisch umgestellt werden. Im optimalen Fall werden dabei alle Genuss- und Konsummittel weggelassen. Gemeint sind hier Zigaretten, Alkohol, Süßigkeiten oder auch Kaffee, schließlich wollen Sie ja entgiften und entsäuern. Es empfiehlt sich, dem Körper schon einige Tage vor Beginn der Fastenkur Koffein zu entziehen.

Den einzigen Kaffee, den Sie ohne Bedenken zu sich nehmen dürfen, ist Lupinenkaffee. Es handelt sich hierbei um einen veganen, koffeinfreien Kaffee, der aus der Süßlupine gewonnen wird, einer speziellen Züchtung der Lupinenpflanze. Geerntet werden die Lupinen nach der Blüte, danach werden sie getrocknet. Daraus wird dann beispielsweise auch Mehl gewonnen, das einhundertprozentig rein basisch wirkt. Der Kaffee ist durch seine milde Röstung sehr aromatisch und verträglich und erfreut sich immer mehr hoher Beliebtheit, wie man aus vielen Erfahrungsberichten entnehmen kann – also eine wirklich gute Alternative zum koffeinhaltigen Bohnenkaffee. Er ist in allen gängigen Drogeriemärkten erhältlich und definitiv einen Versuch wert.

Übrigens, saures Obst (Zitronen, Orangen, saure Äpfel) hat nicht zwangsläufig eine säurebildende Wirkung, auch wenn es auf unserer Zunge sauer schmeckt. Meistens ist sogar das Gegenteil davon der Fall. Zitronen gehören in jeden basischen Ernährungsplan, da sie durch ihren hohen Vitamin-C-Gehalt zum einen das Immunsystem stärken und zum anderen einen hohen Beitrag bei der Neutralisierung der Säuren leisten. Außerdem sind sie reich an Kalium, Calcium und Magnesium.

Diese drei Mineralien haben extreme Auswirkungen auf unser Herz-Kreislauf-System. Während Calcium Knochen, Blutgerinnung und die Funktionen von Nerven und Muskeln beeinflusst, sorgen Kalium und

Magnesium in Verbindung zueinander für eine optimale Signalverarbeitung zwischen Nerven und Muskulatur (auch die Herzmuskeln sind davon betroffen). So hat Kalium Einfluss auf die Blutdruckregulierung und Magnesium beeinflusst die Muskulatur und deren Ausdehnung und Entspannung. Gerade Sportler achten auf eine ausreichende Zufuhr dieser drei wichtigen Mineralien, denn nur zusammen können sie optimal auf den Körper einwirken.

IHR PROGRAMM IN EIN GESUNDES LEBEN

PLANUNG IST ALLES

Sie sind jetzt äußerst motiviert und wollen unbedingt sofort starten, aber nichts geht über einen guten Plan! Noch wissen Sie ja auch gar nicht, wie lange dieses Programm durchgeführt werden muss. Oder müssen Sie gar Ihr Leben lang auf Ihre geliebte Pasta oder Ihren Frühstücksquark verzichten?

Fangen Sie an, indem Sie den Beginn Ihrer Umstellung festsetzen – und damit meine ich einen festen Zeitpunkt. Legen Sie diesen Zeitpunkt am besten so, dass Sie noch einige Tage Zeit haben, die für Sie passenden Lebensmittel einzukaufen und sich danach einen Wochenplan mit Ihren Rezepten zu erstellen.

Spätestens jetzt fragen sich die meisten von Ihnen, was denn bloß mit den restlichen Lebensmitteln passieren soll, die noch im Kühlschrank stehen?!

Viele Menschen haben eine Aversion gegen das Wegschmeißen von noch verwertbaren Produkten. Das ist nachvollziehbar und vorbildlich.

Entweder Sie brauchen Ihre alten Nahrungsmittel erst auf und beginnen dann mit dem Programm oder bei Ihnen leben noch weitere Personen im Haushalt, die sich gegen diese Art der Ernährung sträuben und somit für die Verwertung der für sie nicht (oder anfangs nicht) nutzbaren Lebensmittel zuständig sind. Leben Sie allein und wollen sofort mit Ihrem Basenprogramm anfangen, so gibt es immer noch die Möglichkeit, die Lebensmittel an Freunde, Bekannte, Nachbarn oder Bedürftige (z. B. auch an die Tafel) zu verschenken – vorausgesetzt, Ihre Lebensmittel sind noch nicht geöffnet.

Ihre basische Diät planen Sie am besten für 1 bis 2 Wochen.

Während bei anderen Fasten-Programmen überwiegend flüssige Nahrungsaufnahme stattfindet, dürfen Sie sich hier mit den richtigen Lebensmitteln satt essen, allerdings ausschließlich mit rein basischen!! In dieser Zeit findet die Entgiftung und die Umstellung des Körpers statt. Bei Personen, die stark übersäuert sind, können dabei unangenehme Nebenwirkungen auftreten. Dazu gehören beispielsweise Kopfschmerzen oder auch Schwindel, aber das vergeht. Versprochen!

Menschen, die Probleme beim Verdauen haben und Rohkost nicht gut vertragen, sollten auf diese verzichten und Ihr rohes Gemüse lieber gedünstet oder gekocht verzehren.

Bei Unverträglichkeiten vieler Obst- oder Gemüsesorten sollte komplett auf dieses Ernährungskonzept verzichtet werden, da Sie eventuell mit Mineralien, Vitaminen und Nährstoffen unterversorgt werden könnten oder es Ihnen während der Basenwoche schlechter gehen könnte, als es sollte. Ihre Gesundheit ist am wichtigsten!

So, Sie haben jetzt Ihren Kühlschrank aufgeräumt, sich überwiegend mit Obst und Gemüse eingedeckt und Ihr Wochenplan liegt parat. Vielleicht haben Sie das eine oder andere Rezept aus diesem Buch auch schon ausprobiert.

Bedenken Sie, dass Sie sich fürs Büro Ihre Gerichte entweder vorkochen oder vorbereiten müssen. Nicht jede Firma ist mit einer Mikrowelle oder einem Wasserkocher ausgestattet. Falls noch nicht vorhanden, besorgen Sie sich eine Thermoskanne oder einen To-Go-Becher, um Ihren Kräutertee mitzunehmen.

Rohkost sollten Sie nur bis spätestens 14 Uhr essen. Später wird sie für Leber und Darm schwer verdaulicher und sie verhindert die optimale Funktion (Verbrennung, Verdauung und Entgiftung).

Generell wird die Nahrungsaufnahme nur bis 18 Uhr empfohlen. Je später Sie essen, desto mehr und länger müssen der Magen und der Darm arbeiten und verdauen. Helfen Sie beim Entlasten.

Auf Ihrem Einkaufszettel für die Basenfastenwoche sollte Folgendes unbedingt stehen:

- frisches Obst wie Äpfel, Bananen oder Birnen (zusätzlich können Sie saisonbedingt einkaufen, z. B. Beeren, Kirschen, Pfirsiche oder Wassermelonen), Zitronen für Ihr Dressing

- Salat (von Feldsalat bis Endivie ist alles erlaubt)

- Zutaten für das Salatdressing (ein kalt gepresstes Öl, frische Kräuter, Zitrone)

- Gemüse als Zutaten für Ihren Salat – was auch immer Sie gerne mögen (evtl. Paprika, Gurke, Tomaten, Karotten, Radieschen)

- Gemüse zur Zubereitung von Speisen und Suppen (evtl. Kohl oder Zucchini)

- Kartoffeln, Süßkartoffeln

- Mandeln und Walnüsse

- Kräutertee und genügend Wasser

Sehen Sie sich im Vorfeld die Rezepte an, für die Sie sich interessieren. Ich gehe jede Wette ein, dass darauf einige Zutaten stehen, von denen Sie noch nie etwas gehört haben, die Sie aber unheimlich interessant finden und unbedingt ausprobieren möchten. Alles, was in den Rezepten aufgeführt ist, ist in Deutschland und in gut sortierten, größeren Märkten, Bio-Läden oder in asiatischen Geschäften erhältlich. Für alle anderen Fälle gibt es aber auch noch das Internet.

IHRE BASISCHE WOCHE

Kein Weg führt um eine Darmentleerung vorbei. Leider müssen Sie da auch durch. Am Abend vor dem Start Ihrer basischen Woche entleeren Sie Ihren Darm entweder mit Glaubersalz oder einem Einlauf. Die Wirkung beim Salz kann unterschiedlich sein. Trinken Sie es erst, wenn Sie Ihre Wohnung oder Ihr Haus nicht mehr verlassen müssen. Um den Darm wirklich komplett zu reinigen, wird die Entleerung in der ersten Woche wiederholt, idealerweise an Tag 3, aber da wissen Sie ja schon, wie der Hase läuft.

Durch die Darmentleerung wird der Darm gereinigt und von allen Rückständen einer zuvor falschen oder schwer verdaulichen Ernährung befreit. Andernfalls kann es während der Umstellung zu Verdauungsproblemen oder Völlegefühlen kommen.

Ernähren Sie sich ab dem ersten Tag Ihrer Basenfastenwoche zu 100 Prozent von basischen Nahrungsmitteln. Welche dafür infrage kommen finden Sie im nächsten Kapitel. Nutzen Sie die Rezeptvorschläge in diesem Buch, später, wenn Sie komplett im Ernährungsprogramm aufgehen, wird es Ihnen leichtfallen, Ihre eigenen Ideen umzusetzen.

Beherzigen Sie jedoch ein paar Tipps und Hinweise.

Vergessen Sie nicht, genug zu trinken. Wie bereits erwähnt, sollten Sie mindestens 2,5 bis 3 l Wasser oder Kräutertee (Früchtetee oder grüner Tee gehören zu den Säurebildnern) zu sich nehmen.

Gönnen Sie sich Ruhe, vermeiden Sie Stress. Dieser wirkt sich kontraproduktiv aus. Falls Sie bisher ein Bewegungsmuffel waren, ist jetzt der Zeitpunkt gekommen, um dies zu ändern. Fangen Sie mit Spaziergängen an. An der frischen Luft atmen Sie mehrmals tief ein und aus. Sie erinnern sich? Da war doch was mit dem Ausstoß von Kohlenstoffdioxid. Unterstützen Sie Ihren Körper. Nach und nach können Sie Ihre Schnelligkeit beim Gehen steigern. Sie glauben ja gar nicht, wie die Fettverbrennung dabei auf Touren kommt!

Auch Saunagänge sind in dieser Zeit sehr zu empfehlen. Schwitzen hilft Ihrem Körper beim Entsäuern und fördert die Entspannung.

Eine tolle Abwechslung zum Spaziergang (gerade bei schlechtem Wetter) ist das Trampolin. Das sollten Sie auf jeden Fall einmal ausprobieren. Es hat eigentlich nur positive Eigenschaften. Es trainiert einerseits Balance und Gleichgewichtssinn, sorgt für die Ankurbelung der Fettverbrennung, schont Ihre Gelenke, festigt das Bindegewebe und macht zudem auch noch Spaß.

Kleine Schritte führen auch zum Ziel! Sind Sie es gewohnt, auch kleinere Entfernungen mit dem Auto zurückzulegen? Vielleicht ist es möglich, diese auch mit dem Fahrrad oder zu Fuß zu erledigen?!

Wahrscheinlich werden Sie ab und zu auch eine Heißhunger-Attacke bekommen. Führen Sie sich immer wieder Ihr Ziel vor Augen! Wo wollen Sie hin? Was wollen Sie erreichen?

Es gibt allerdings ein paar Tricks, an denen Sie sich im Extremfall von Heißhunger bedienen können. Probieren Sie es erst einmal mit Ablenkung. Entweder Sie gehen raus oder beschäftigen sich anderweitig. Sollte das nicht klappen, trinken Sie Wasser oder Tee. Meistens stellt sich danach ein Sättigungsgefühl ein. Sollte auch das nicht ziehen, snacken Sie! Ein Stück Obst oder ein paar Mandeln beispielsweise. Achten Sie aber auf die Uhrzeit. Grundsätzlich sollten Sie nach 14 Uhr kein Obst und keine Rohkost mehr zu sich nehmen. Der Verdauungsprozess ist lang und anstrengend für den Körper. Essen Sie zu spät schwer verdauliche Kost, sind Ihr Magen und Ihr Darm lange damit beschäftigt und vernachlässigen damit die anderen Prozesse.

Abends greifen Sie am besten auf gedünstetes Gemüse oder Suppen zurück.

Versuchen Sie, Regelmäßigkeit und Ruhe in Ihren Alltag und in Ihre

Essgewohnheiten zu bringen.

Halten Sie sich immer wieder Ihr Ziel vor Augen. Ihre basische Woche hat bald ein Ende. Sie geht schneller um, als Sie denken.

Am letzten Tag Ihrer basischen Tage führen Sie noch einmal eine Darmentleerung durch. Da Sie diese ja schon zweimal durchgeführt haben, sollte Sie das nun nicht mehr wirklich schockieren. Aber Ihre Waage und Ihr Darm werden es Ihnen danken. Und Sie werden sich bereits merklich besser und ausgeglichener fühlen.

WIE GEHT ES JETZT WEITER?

Sie haben es überstanden! Und wie fühlen Sie sich nach Ihrer basischen Woche?

Ihr Körper ist jetzt erholt, gereinigt und entsäuert.

Aber wie geht es jetzt weiter?

Ab jetzt sollten Sie dafür sorgen, dass Ihr Säure-Basen-Haushalt nicht mehr aus dem Gleichgewicht gerät. Überwiegend sollte von nun an basenreiches Essen bei Ihnen auf den Tisch kommen. Das heißt aber nicht, dass Sie nicht auch einmal morgens Ihr Vollkornbrötchen essen dürfen. Vollkorn gehört schließlich zu den guten Säurebildnern und enthält wichtige Nährstoffe. Bauen Sie täglich basische Gerichte in Ihren Tagesablauf ein, sodass Sie zu zwei Dritteln des Tages basisch bleiben. Essen Sie täglich frisches Obst oder trinken Sie einen Smoothie.

Sollten Sie einmal an einem Tag über die Stränge geschlagen haben, kein Problem! Setzen Sie sich nicht unter Druck. Denn damit erreichen Sie nur das Gegenteil – nämlich Stress und eventuell damit verbundenes Aufgeben Ihres doch so schön zurechtgelegten Planes. Legen Sie danach einfach einen komplett basischen Tag ein.

Sie können auch jederzeit eine Basenfastenwoche wiederholen. Doch der Sinn wäre verfehlt, wenn Sie einmal im Monat Basenfasten müssen, nur, weil Sie wieder übersäuert sind. Im Idealfall halten Sie von nun an einen konstant ausgeglichenen Säure-Basen-Haushalt.

Ziel ist es, dass Sie die gesunde Ernährung und Lebensweise verinnerlichen. Der Ansporn dazu ergibt sich aus Ihrer neu gewonnenen Vitalität und Antriebskraft. Denn die spüren Sie schon nach kurzer Zeit.

Aber auch optisch werden Sie früher oder später sehr vorteilhafte Veränderungen wahrnehmen.

WERTETABELLE – ÜBERSICHT DER BASISCHEN UND SAUREN LEBENSMITTEL

In den Spalten ist der jeweilige PRAL-Wert angegeben. Er sagt aus, wie hoch die Säurebelastung für die Nieren durch die Lebensmittel ist. Ein Minus-Wert besagt somit, dass das Produkt im basischen Bereich liegt, ein Plus-Wert dagegen bedeutet, dass das Produkt sich im sauren Bereich befindet. Bei den Produkten, die keine Werte enthalten, konnte kein genauer PRAL-Wert ermittelt oder keine Angabe dazu gefunden werden, lediglich die passende Kategorie konnte dazu angegeben werden.

(PRAL = Potential Renal Acid Load)

OBST

Produkte	Starke Basenbildner	Schwache Basenbildner	Gute/Schwache Säurebildner	Schlechte Säurebildner
Ananas	-2,7			
Aprikosen	-4,8			
Äpfel	-2,2			
Avocado	X			
Bananen	-5,5			
Birnen	-2,9			
Brombeeren	X			
Erdbeeren	-2,2			
Feigen, getrocknet	-18,1			
Granatapfel		X		
Grapefruit	-3,5			
Heidelbeeren	X			
Johannisbeeren	-6,5			
Kirschen	-3,6			
Kiwis	-4,1			
Kokosnüsse			X	
Limetten	X			
Mandarinen	X			
Mangos	-3,3			
Orangen	-2,7			
Papayas		X		
Pfirsiche	-2,4			
Pflaumen	X			
Rosinen	-21,0			
Wassermelonen	-1,9			
Weintrauben	-3,9			
Zitronen	-2,6			
Zwetschgen	X			

GEMÜSE

Produkte	Starke Basenbildner	Schwache Basenbildner	Gute/Schwache Säurebildner	Schlechte Säurebildner
Blumenkohl	-4,0			
Brokkoli		-1,2		
Chicorée	-2,0			
Chinakohl	X			
Endivien	X			
Feldsalat	-5,0			
Frühlingszwiebeln	X			
Grünkohl	-7,8			
Gurken		-0,8		
Karotten	-4,9			
Kartoffeln			+4,0	
Keimlinge	X			
Knoblauch	-1,7	-		
Kohlrabi	-5,5			
Kopfsalat	-2,5			
Kürbis	X			
Lauch	-1,8			
Mais			+3,8	
Pak Choi	X			
Paprika		-1,4		
Pastinaken	X			
Pilze		-1,4		
Radieschen	-3,7			
Rettich	X			
Rosenkohl	-4,5			
Rote Bete	X			
Rüben	X			
Rucola	-7,5			
Sauerkraut	-3,0			
Sellerie	-5,2			
Spargel		-0,4		
Spinat	-14,0			
Sprossen	X			
Süßkartoffeln			X	
Tomaten	-3,1			
Weißkohl	X			
Weiße Bohnen	X			
Zucchini	-4,6			
Zwiebeln	-1,5			

MILCHPRODUKTE

Produkte	Starke Basenbildner	Schwache Basenbildner	Gute/Schwache Säurebildner	Schlechte Säurebildner
Butter			+0,6	
Buttermilch			+0,5	
Frischkäse				+0,9
Fruchtjoghurt				+1,2
Hafermilch			X	
Hartkäse				+19,4 - 22,0
Hüttenkäse				+8,7
Kuhmilch			+0,7	
Mandelmilch			X	
Margarine		-0,5		
Molke	-1,6			
Naturjoghurt				+1,5
Quark				+11,1
Sahne			+1,2	
Sojamilch		-0,8		
Sojaprodukte, fermentiert			X	
Weichkäse				+4,3

KRÄUTER, ÖLSE UND ESSIG

Produkte	Starke Basenbildner	Schwache Basenbildner	Gute/Schwache Säurebildner	Schlechte Säurebildner
Apfelessig	-2,3			
Balsamicoessig		-1,6		
Basilikum	-7,3			
Dill	X			
Leinöl		0,0 neutral		
Olivenöl		0,0 neutral		
Petersilie	-12,0			
Rapsöl		0,0 neutral		
Schnittlauch	-5,3			
Sonnenblumenöl		0,0 neutral		
Tafelessig		X		
Weißweinessig		-1,6		

FISCH, FLEISCH UND WURSTWAREN

Produkte	Starke Basenbildner	Schwache Basenbildner	Gute/Schwache Säurebildner	Schlechte Basenbildner
Aal, geräuchert				+11,0
Cervelatwurst				+8,9
Entenfleisch				+8,4
Forelle				+10,8
Gänsefleisch				+13,0
Hering				+7,0
Hühnerfleisch				+8,7
Jagdwurst				+7,2
Kabeljau				+7,1
Kalbfleisch				+9,0
Kaninchen				+19,0
Karpfen				+7,9
Lachs				+9,4
Lammfleisch				+7,6
Leberwurst				+10,6
Mortadella				X
Muscheln				+15,3
Rindfleisch				+7,8
Rotbarsch				+10,0
Salami				+11,5
Sardinen in Öl				+13,5
Schweinefleisch				+7,9
Shrimps, Garnelen				+7,6
Thunfisch				+6,2
Tintenfisch				X
Würstchen				+6,7 - +7,7
Zander				+7,1

VOLLKORN- UND WEIßMEHLPRODUKTE

Produkte	Starke Basenbildner	Schwache Basenbildner	Gute/Schwache Säurebildner	Schlechte Basenbildner
Brötchen, weiß				+3,7
Dinkelmehl			+8,8	
Dinkelnudeln			+7,3	
Eiernudeln				+6,5
Graubrot				X
Haferflocken				+10,7
Pumpernickel			+4,2	
Roggenknäcke-brot			+3,3	
Roggenvollkornmehl 815			+4,1 - +5,9	
Vollkorn-brötchen				+3,8
Vollkornbrot			+5,3	
Roggenbrot			+4,1	
Vollkornnudeln				+7,3
Vollkornreis				X
Weißer Reis, gekocht				+1,7
Weißer Toast				+3,7
Weizenmehl 405				+6,9
Weizenmehl 550				+8,2
Wildreis				X
Zwieback				+5,9

GETRÄNKE

Produkte	Starke Basenbildner	Schwache Basenbildner	Gute/Schwache Säurebildner	Schlechte Basenbildner
Apfelsaft, ungesüßt	-2,2			
Cola				+0,4
Dunkles Bier		-0,2		
Espresso	-2,3			
Früchtetee		-0,3		
Grüner Tee		-0,3		
Helles Bier			+0,2	
Kaffee		-1,4		
Kräutertee	-0,2			
Malzbier		-0,4		
Mineralwasser	-1,8			

Obstsäfte, frisch	**-2,5 und weniger**			
Orangensaft, ungesüßt				
Rotwein		**-2,4**		
Wasser, still		**-0,1**		
Weißwein		**-1,2**		
Weizenbier		**-0,1**		

SÜßIGKEITEN UND KNABBEREIEN

Produkte	Starke Basenbildner	Schwache Basenbildner	Gute/Schwache Säurebildner	Schlechte Basenbildner
Milchschokolade				**+2,4**
Dunkle Schokolade			**+0,4**	
Milcheis				**+0,6**
Fruchteis		**-0,6**		
Weingummi				**X**
Chips				**X**
Nugat		**-1,4**		
Pistazien				**+8,5**

HÜLSENFRÜCHTE UND NÜSSE

Produkte	Starke Basenbildner	Schwache Basenbildner	Gute/Schwache Säurebildner	Schlechte Basenbildner
Erdnüsse, unbehandelt			**+8,3**	
Grüne Bohnen	**-3,1**			
Grüne Erbsen			**+1,2**	
Haselnüsse	**-2,8**			
Kichererbsen			**X**	
Linsen, getrocknet			**+3,5**	
Mandeln			**+4,3**	
Walnüsse			**+6,8**	

SONSTIGES

Produkte	Starke Basenbildner	Schwache Basenbildner	Gute/Schwache Säurebildner	Schlechte Basenbildner
Cornflakes				**+6,0**
Eier				**+8,2**
Honig		**-0,3**		
Ketchup				**X**
Marmelade		**-1,5**		
Mayonnaise				**X**
Senf				**X**
Tofu		**-0,8**		
Gewürze	**X**			
Grillsoßen				**X**

LECKERE UND EINFACHE REZEPTE

Viele der unten aufgeführten Rezepte eignen sich bereits für Ihre basische Woche und lassen sich auch sehr gut abwandeln, indem Sie Ihr Lieblingsobst oder -gemüse einsetzen.

Einige Produkte sind Ihnen vielleicht noch nicht so geläufig, aber fast alle von ihnen sind sehr gut in Reformhäusern oder Biomärkten zu finden. Und es gibt tolle Rezeptideen, wie sich bestimmte Zutaten ganz leicht selbst herstellen lassen.

Auch gibt es für bestimmte Zutaten, die Sie für eine basische Lebensweise in Zukunft gerne weglassen möchten, Alternativen.

Zum Beispiel ersetzen Sie weißen Industriezucker entweder durch Kokosblütenzucker, Dattelsirup oder durch Agaven-, Apfel- oder Birnendicksaft. Auch Mus und Granola für ein superleckeres Knuspermüsli kann im Handumdrehen eigens zubereitet werden.

Anstatt Haferflocken können Sie Erdmandelflocken verwenden.

Amaranth, Buchweizen und Quinoa dürfen Sie ebenfalls in Ihren Ernährungsplan einbeziehen.

Bei gekauften Flocken, Samen und Kernen greifen Sie am besten auf Bio-Qualität zurück.

Die in diesem Buch aufgeführten Rezepte beziehen sich jeweils auf eine Person, es sei denn, es steht ausdrücklich etwas anderes dabei.

Seien Sie mutig und probieren Sie aus, was Sie noch nicht kennen.

Sie werden sich wundern und garantiert das eine oder andere Lieblingsrezept für sich entdecken!

FRÜHSTÜCK

Grundrezept basisches Müsli

Zutaten:

2-3 Stück Obst
2-3 EL Erdmandelflocken
1 frische Zitrone
1 EL Flocken und Kerne (z. B. Kokosflocken, Sonnenblumenkerne, Mandelblättchen, Sesamsamen oder auch Mandelmus)

Zubereitung:

Die Obstsorten können Sie frei wählen. Es empfiehlt sich frisches Saisonobst (im Sommer beispielsweise Beeren, im Winter Bananen und Äpfel).

1. Obst waschen, schneiden und in Spalten oder Stückchen schneiden. Beeren waschen und auf Küchenkrepp kurz trocknen.
2. In einer Schale zusammen mit den Erdmandelflocken mischen.
3. Zitrone darüber auspressen, evtl. nur eine halbe, falls es jemandem zu sauer wird.
4. Nach Belieben Flocken, Samen, Kerne oder Mus zufügen.

Infos zu Flocken und Kernen:

Als Alternative können anstatt der Flocken und Kerne auch gekeimter Hafer oder Buchweizen genommen werden. Bei diesem Prozess werden die Kerne über 2-3 Tage feucht gehalten, bis kleine Keime zu sehen sind. Dann einfach trocknen lassen, um damit den Keimprozess zu stoppen.

Keimlinge sind wesentlich leichter zu verdauen und reicher an Calcium, Kalium und Magnesium. Auch der Eisen- und Folsäurewert wurde erhöht nachgewiesen, außerdem sind sie hochgradig basisch.

Grundrezept basisches Porridge

Zutaten:

5 EL Erdmandelflocken
ca. 125 ml Wasser oder Mandelmilch
1 reife Banane
Trockenfrüchte
Nüsse und Samen
Gewürze, z. B. Zimt oder Vanille

Zubereitung:

1. Die Erdmandelflocken in warmem Wasser oder warmer Mandelmilch quellen und eindicken lassen. Die Wassermenge können Sie individuell etwas verringern oder erhöhen, je nach Geschmack.
2. Die Banane muss jetzt in die Masse mit hineingerührt werden. Am besten dafür eine Gabel zu Hilfe nehmen.
3. Jetzt können Sie Ihr Porridge mit den anderen Zutaten toppen und verfeinern.

Die Trockenfrüchte lassen sich ganz leicht selbst zubereiten. Das Rezept dafür finden Sie unter „Snacks, Dips, Mus und Aufstriche“.

Porridge mit Kirschen und Nüssen

Zutaten:

1 TL Sauerkirschen, getrocknet
1 TL Goji-Beeren
1 EL Macadamiannüsse
1 EL Paranüsse
evtl. Gewürze

Zubereitung:

1. Das Porridge wie im Grundrezept beschrieben zubereiten.
2. Die Nüsse kleinhacken und mit den Kirschen und Beeren in das Porridge geben.
3. Nach Belieben würzen.

Porridge orientalisch

Zutaten:

½ TL Zimt
1 Prise Kardamom, gemahlen
1 EL Sesammus (Tahin)
2 Feigen, getrocknet
2 entsteinte Datteln, Bio

Zubereitung:

1. Das Porridge wie im Grundrezept beschrieben zubereiten.
2. Würzen Sie Ihr Porridge nach Geschmack mit Zimt und Kardamom.
3. Feigen und Datteln klein schneiden und mit dem Tahin zum Porridge geben.

Die Anleitung für Ihr selbstgemachtes Tahin finden Sie unter „Snacks, Dips, Mus und Aufstriche".

Buchweizen-Porridge

Zutaten:

100 g gekeimter Buchweizen
125 g Heidelbeeren
1 EL Mandelmus
2 Bananen
evtl. ein paar Kokosflocken oder Sonnenblumenkerne
Gewürze nach Belieben, z. B. Zimt, Ingwer oder Vanille

Zubereitung:

1. Den Buchweizen in Wasser einweichen und 2-3 Tage keimen lassen. Zwischendurch abwaschen und wieder in Wasser legen.
2. Heidelbeeren (ein paar davon zurückhalten) mit dem Mandelmus und den Bananen im Standmixer mischen.
3. Das fertige Püree mit dem gekeimten Buchweizen zusammenrühren.
4. Restliche, nicht pürierte Heidelbeeren auf das Porridge geben und nach Belieben würzen.

Das Rezept ist in etlichen Varianten abwandelbar!

Porridge mit Karotten und Äpfeln

Zutaten:

8 EL gekeimtes Müsli (gekeimter Buchweizen, Hafer und Dattelstückchen, evtl. fertige Mischung aus Online-Handel)
doppelte Menge Wasser oder frischgepresster Orangensaft (hier 16 EL)
1 Karotte
½ Apfel mit Schale

Zubereitung:

1. Das Müsli im Topf mit Wasser oder Orangensaft kurz aufkochen lassen.
2. Apfel und Karotte fein reiben.
3. Apfel-Karotten-Mus auf das Porridge geben.

Würzen Sie nach Belieben.

Chia-Porridge mit Mango und Kokos

Zutaten:

2 EL Chiasamen
2 EL Kokosraspeln
½ frische Mango
1 TL Agavendicksaft
beliebige Gewürze

Zubereitung:

1. Das Porridge wie im Grundrezept beschrieben zubereiten.
2. Die Chiasamen zur Masse dazugeben und kurz mit quellen lassen.
3. Jetzt die Mango grob würfeln und mit dem Dicksaft ins Porridge geben. Die Stücke so groß schneiden, dass sie gut essbar sind.
Nach Geschmack würzen.

Hirseporridge mit Feigen

Zutaten:

Für 2 Personen:

120 g Hirse
350 ml Mandel- oder Hafermilch
Vanille aus der Mühle oder Mark einer Vanilleschote
1 Prise Zimt und Salz
8 frische Feigen
2 EL Chiasamen

Zubereitung:

1. *Die Hirse zuerst gut waschen. Dafür unter fließendes Wasser halten.*
2. *Milch auf einem Herd zum Kochen bringen, vorher Vanille, Zimt, Salz und die Hirse zufügen.*
3 *Nach einer Kochzeit von ca. 5-7 Minuten die Hirse für weitere 10 Minuten zur Seite stellen und quellen lassen.*
4. *Nun Spalten aus den gewaschenen Feigen schneiden.*
5. *Porridge in Schüsseln füllen, mit den Feigen belegen und mit den Chiasamen bestreuen.*

Omelett aus Kichererbsen

Zutaten:

Für 2 Portionen:

150 g gekeimtes Kichererbsenmehl
1 EL gemahlene Leinsamen
1 EL Kala Namak (schwarzes Salz)
1 Prise Kurkuma und Pfeffer
ca. ¼ l Hafermilch
½ kleine Zucchini
2 kleine Zwiebeln
ein paar Cherry-Tomaten
4 EL Rapsöl
etwas Dill und Sesam

Zubereitung:

1. Gekeimtes Kichererbsenmehl mit den gemahlenen Leinsamen, dem Salz, Kurkuma und Pfeffer mischen und mit der Milch aufgießen.
2. Für 10 Minuten stehen und quellen lassen.
3. In der Zwischenzeit die Zucchini und die Zwiebeln in kleine, feine Stücke schneiden.
4. Die Zucchini- und Zwiebelwürfel in 2 EL Rapsöl rund herum anbraten.
5. Die Hälfte des Omelett-Teigs auf die Würfel füllen, mit einem Deckel abdecken und einige Minuten anbraten.
6. Mithilfe des Deckels wenden, sobald die obere Seite fest und die Ränder bräunlich werden. Anschließend aus der Pfanne heben und warm stellen.
7. Die zweite Hälfte des Omelett-Teiges nun genauso backen.
8. Dill grob hacken und die Tomaten in Viertel teilen.
9. Tomaten und Dill zusammen mit dem Sesam auf den Omeletts verteilen und anrichten.

Rezept für gekeimtes Kichererbsenmehl:

1. Eine Packung rohe, trockene Kichererbsen (z. B. aus dem Bioladen) in einem Sieb unter laufendem, frischem Wasser einmal komplett durchspülen.
2. Anschließend mit mindestens der doppelten Menge Wasser auffüllen und für ca. 12-18 Std. einweichen lassen.
3. Danach das Wasser abschütten und die Erbsen gründlich abwaschen.
4. 3-4 Mal am Tag die Kichererbsen abwaschen und im Sieb, am besten über einer Schale, stehen lassen. Das Ganze ungefähr über 3-4 Tage wiederholen.
5. Mittlerweile müssten Sie die Keime sehen können.
6. Wenn die Keime in etwa 0,5-1 cm lang sind, die Kichererbsen trocknen lassen. Bitte die Keimzeit von 4 Tagen nicht überschreiten, da die Erbsen sonst sehr bitter werden können.

7. Sind die gekeimten Kichererbsen getrocknet, werden sie zu feinem, basischem Mehl gemahlen. Dafür eignet sich am besten ein leistungsstarker Mixer.

Info zu Kala Namak:

Kala Namak stammt aus Indien und wird auch Schwarzsalz genannt. Es hat die Eigenschaft, Ihrem Gericht den typischen Ei-Geschmack beizufügen.

Obstsalat mit Erdmandelflocken

Zutaten:

Für 2 Portionen:

1 Apfel
125 g Erdbeeren
40 g Heidelbeeren
1 Kiwi
75 ml Orangensaft
½ Orange
100 g Erdmandelflocken

Zubereitung:

1. Den Apfel fein reiben.
2. Das restliche Obst klein schneiden.
3. Den Saft von einer halben Orange auffangen und die Erdmandelflocken darin kurz quellen lassen.
4. Anschließend alles vermengen.

Super-Breakfast-Bowl

Zutaten:

1 Apfel
1 Banane
3-4 EL Sojajoghurt
1 EL Granola
1 EL Amaranth, gepufft
1 EL Kakaonibs
etwas Vanille
evtl. etwas Süße durch Agavendicksaft o. Ä.
evtl. ein paar Trockenfrüchte

Zubereitung:

1. Den Apfel (entweder geschält oder ungeschält) nach dem Entkernen in Stückchen teilen, die Banane ebenso, jedoch bei der Banane vorher die Schale entfernen.
2. Sojajoghurt und Vanille aus der Mühle über das Obst geben.
3. Alles mit Amaranth, Granola und Kakaonibs toppen.

Info zu Kakaonibs:

Kakaonibs sind kleine Stücke, die aus rohen, geschälten Kakaobohnen gebrochen werden. Danach werden Sie getrocknet und können dann als unbehandelte Rohkost verwendet werden.

Selbstgemachtes Knuspermüsli (Granola)

Zutaten:

50 g Sonnenblumenkerne
50 g Kürbiskerne
150 g Dinkelflocken
50 g gehobelte Mandeln
ca. 30 g Kokosöl
etwas gemahlene Vanille
1 TL Zimt (optional)

Zubereitung:

1. Den Backofen auf 140 °C Umluft vorheizen.
2. Die Kerne, Mandeln und Flocken mischen.
3. Das Öl in flüssiger Form mit Vanille und Zimt würzen und etwas stehen lassen.
4. Alles zusammen verrühren.
5. Die Masse auf Backpapier auf dem Blech verteilen und ca. 20-25 min knusprig backen lassen. Vorsicht, dass es nicht zu dunkel oder gar schwarz wird. Umrühren nicht vergessen!
6. Anschließend erkalten lassen.

Das selbst gemachte Granola können Sie noch mit Rosinen oder Trockenfrüchten aufpeppen.

Das Rezept für Trockenfrüchte finden Sie unter „Snacks, Dips, Mus und Aufstriche“.

Basisches Buchweizenbrot

Zutaten:

2 EL Chiasamen
120 g gekeimter Buchweizen
3 TL Süße, z. B. Agavendicksaft
400 ml, 240 ml, 400 ml Wasser
50 g Amaranth
3 TL Meersalz
ein Schuss Olivenöl

Zubereitung:

Am Vortag vorbereiten:
1. Am Vormittag des Vortages den Buchweizen in 240 ml Wasser einweichen.
2. Am Abend abgießen und zum Trocknen (am besten auf einem Backblech) an einen warmen Ort stellen.
3. Abends die Chiasamen in 400 ml Wasser einweichen und über Nacht aufquellen lassen.
4. Am nächsten Tag den getrockneten Buchweizen im Mixer fein mahlen.
5. Die eingeweichten Chiasamen noch einmal durchrühren oder mixen.
6. Jetzt Chiasamen, Buchweizen, Dicksaft, 400 ml Wasser, Amaranth und Meersalz miteinander vermengen und in eine Kastenform füllen. Diese vorher mit Öl einfetten.
7. Das Brot ungefähr in der Mitte des Ofens für 40 Min. backen, optimal sind dafür 220 °C (Umluft 200 °C). Vorheizen nicht vergessen!

Das Brot nach Belieben vor dem Backen mit Sonnenblumenkernen oder Sesam bestreuen.

Vegane Smoothie-Bowl

Zutaten:

etwa 50 ml Kokos- oder Mandelmilch
1 Banane
ca. 100 g TK-Himbeeren
Agavendicksaft
2 EL Granola

Zubereitung:

1. Die Hälfte der Himbeeren mit der Milch pürieren.
2. Die Banane zu Scheiben verarbeiten, vorher schälen.
3. Die restlichen Himbeeren und die Bananenscheiben auf das Himbeerpüree setzen, mit etwas Dicksaft und dem Granola toppen.

Basisches Bircher Müsli

Zutaten:

100 g Haferflocken aus gekeimtem Hafer
10 g Leinsamen
3 EL Haselnüsse
3 EL Rosinen
400 ml Wasser
3 EL frischer Zitronensaft
1 Apfel
1 Banane
etwas frische Minze

Zubereitung:

1. Die Haferflocken zusammen mit den Leinsamen, den Haselnüssen und den Rosinen mit 400 ml kochendem Wasser übergießen und ungefähr 5 Min. quellen lassen.
2. Geschälten und entkernten Apfel in Stückchen teilen, Banane ebenfalls zerteilen. Die Schale vorher entfernen.
3. Bananen- und Apfelstückchen mit in den Brei mischen und umrühren.
4. Mit Minze und Zitronensaft abschmecken und genießen.

Süßkartoffel-Toast

Zutaten:

Für zwei Personen:

1 große Süßkartoffel

Gemüse nach Wahl
Gewürze, Kräuter

Zubereitung:

1. *Die Süßkartoffel muss als Erstes aus der langen Seite zu Scheiben geschnitten werden. Um die Toastzeit nicht unnötig zu verlängern, die Scheiben nur maximal 0,5 Zentimeter dick lassen.*
Die Schale kann in diesem Fall dranbleiben, dann aber vorher gut waschen und trocknen.
2. *Kartoffel-Scheiben im Toaster gar backen. Dafür die Scheiben drei Durchgänge auf höchster Stufe toasten.*

Anschließend z. B. mit frischen, grünen Salatblättern belegen, Gurke und Tomate ober drauf und fertig!
Im Kühlschrank ist die gebackene Süßkartoffel etwa eine Woche haltbar.

MITTAGESSEN

Basischer frischer Salat

Zutaten:

Gemischte grüne Salate (z. B. Feldsalat, Rucola, Radicchio)
ein halber Bund Petersilie
1 Schalotte
ein paar Austernpilze
5-6 Cherrytomaten
1 Handvoll Walnüsse

Zubereitung:

1. Die grünen Salate waschen und zupfen, sodass gut essbare Stücke dabei herauskommen.
2. Die Petersilie hacken.
3. Jetzt feine Halbringe aus der abgezogenen Schalotte und Viertel aus der gewaschenen Tomate herausschneiden.
4. Walnüsse grob hacken.
5. Alles zusammen auf den Salaten anrichten.

Die Dressing-Rezepte passend zu Ihrer basischen Ernährung finden Sie im Anschluss.

Basisches Salatdressing

Zutaten:

3 EL Walnussöl
1 EL weißer Balsamicoessig
1 Topf frische Kresse und Kräuter nach Wahl

Zubereitung:

1. Die gewaschenen, getrockneten und gehackten Kräuter zusammen mit dem Öl und dem Essig verrühren.
2. Dressing zum Salat servieren oder gleich frisch darüber geben.

Sauerampfer-Dressing

Zutaten:

30 Blätter Sauerampfer
4 EL Limettensaft
½ TL Agavendicksaft oder Erythrit
Eine gute Prise Salz und Pfeffer
4 EL Olivenöl

Zubereitung:

1. Den gewaschenen und getrockneten Sauerampfer in Stücke teilen oder zupfen.
2. Den Limettensaft mit Salz und Zuckerersatz verrühren. Salz und Zucker sollten sich aufgelöst haben.
3. Jetzt den Sauerampfer und evtl. Pfeffer dazugeben.
4. Olivenöl dazugeben und alles verrühren.

Dressing mit Zitrone und Brühwürze

Zutaten:

Saft aus einer Bio-Zitrone
4 EL Olivenöl
4 EL Bio-Gemüsebrühe (nach Geschmack)

Zubereitung:

1. Die Zitrone auspressen.
2. Zitronensaft, Olivenöl und Brühe miteinander verrühren.

Wem das Dressing mit Brühe zu würzig ist, nehmen Sie weniger davon oder Sie lassen sie ganz weg.

Dressing nach italienischer Art

Zutaten:

Saft aus einer Bio-Zitrone
ein Schuss Apfelsaft (ungesüßt, im Idealfall selbst gemacht)
½ kleine Zwiebel
2 EL frische Kräuter
2-3 EL Olivenöl
evtl. ein Schuss Wasser nach Belieben

Zubereitung:

1. Die Zitrone auspressen.
2. Die abgezogene Zwiebel zu kleinen, gleichmäßigen Würfeln hacken.
3. Den Zitronen- und Apfelsaft zusammen mit der Zwiebel, den Kräutern (vorher gut durchgewaschen, trockengeschüttelt und gehackt) und dem Öl gut verrühren.
4. Alles noch ein bisschen durchziehen lassen.

Basischer Salat mit Bratpilzen

Zutaten:

300 g Blattsalat
250 g Champignons
2 EL Rapsöl
1 Prise Salz
frische Kräuter

Zubereitung:

1. Als Erstes den grünen Salat gut putzen und mit klarem Wasser spülen. Danach gut trocknen und in Stücke zerteilen.
2. Die Pilze mit einer Bürste oder einem Küchentuch abreiben und von Erdrückständen befreien, dann vierteln oder noch kleiner schneiden. Sehr kleine Pilze einfach halbieren.
3. Pilze im Rapsöl bis zur gewünschten Bräune anbraten und mit Salz oder Kräutersalz abschmecken.
4. Die Kräuter waschen, trocknen und hacken.
5. Die Pilze über dem Salat anrichten, frische Kräuter darüber streuen.
6. Ein Dressing nach Wahl zubereiten und über den angerichteten Salat gießen.

Tomatensalat nach griechischer Art

Zutaten:

1 milde Zwiebel (optimal 1 rote)
1-2 Stangen Frühlingszwiebeln
5-6 mittelgroße Tomaten
150 g Tofu
1 Bio-Zitrone (Saft davon)
1 Handvoll frische Kräuter
2-3 EL Leinöl
Salz und Pfeffer nach Geschmack
eine Handvoll frischer Thymian und Rosmarin

Zubereitung:

1. Den Tofu würfeln und mit 1 EL Öl, Thymian, Rosmarin, Salz und Pfeffer mischen. Alles mindestens 1 Std. durchziehen lassen.
2. Die Tomaten waschen und entweder in Scheiben schneiden oder achteln.
3. Zwiebeln und Frühlingszwiebeln klein schneiden.
4. Das restliche Öl mit dem Zitronensaft, den frischen Kräutern, Salz und Pfeffer mischen.
5. Den eingelegten Tofu über die Tomaten geben, Dressing darüber verteilen und genießen!

Nach Geschmack kann man evtl. noch Oliven dazugeben.

Wirsing-Orangen-Salat mit Nüssen

Zutaten:

Für 2 Personen:

250 g Wirsing
1 Bio-Orange für die Filets
½ Bio-Orange für den Saft
1 EL Olivenöl
1 EL Apfelessig
1 TL Agavendicksaft
Salz und Pfeffer
1 Schalotte
Ein paar Blätter frisches Basilikum
2 EL gehackte Walnüsse

Zubereitung:

1. Den Wirsing waschen und den dicken Strunk entfernen.
2. Anschließend im kochenden Wasserbad kurz blanchieren, eine knappe Minute reicht aus.
3. Den Wirsing aus dem Topf nehmen und kurz in kaltes Wasser legen, um den Garprozess zu stoppen. Danach abtrocknen und in mundgerechte Stücke schneiden.
4. Die ganze Orange (am besten Bio) schälen, die weiße Haut nach Möglichkeit komplett entfernen und aus der Orange feine Filets herausschneiden.
5. Jetzt das Dressing zusammenmischen. Dafür den Saft der halben Orange, das Olivenöl, den Dicksaft, den Essig und eine gute Prise Salz und Pfeffer verrühren.
6. Kleine Würfel der abgezogenen Schalotte in das Dressing geben und durchrühren.
7. Wirsing mit den Orangenfilets anrichten, das Dressing darüber geben, alles mit den Nüssen und den in Stücke gerupften Basilikumblättern garnieren.

Petersiliensalat (Taboulé)

Zutaten:

2-3 Tomaten (können etwas größer sein)
1 Zehe frischer Knoblauch
frische, glatte Petersilie (am besten ein ganzer Bund)
1-2 EL Essig (optimal Weißwein)
2 EL Wasser
2 EL Olivenöl
Salz, Pfeffer, Kümmel
1 Tasse Dinkel-Bulgur

Zubereitung:

1. Den Bulgur nach Packungsanleitung zubereiten.
2. Jetzt die gewaschenen Tomaten hacken und zu kleinen Würfeln verarbeiten.
3. Petersilie ebenfalls waschen, trocknen und klein schneiden.
4. Das Wasser nun mit dem Essig und dem Öl verrühren.
5. Anschließend den abgezogenen und klein gehackten Knoblauch in die Mischung aus Wasser, Öl und Essig geben. Mit den Gewürzen abschmecken.
6. Tomatenwürfel mit Petersilie, dem Dressing und dem Bulgur mischen und alles eine Weile bei Zimmertemperatur ziehen lassen.

Quinoa-Brokkoli-Salat

Zutaten:

Für 2 Personen:

1 Brokkoli
150 g Quinoa
300 ml Gemüsebrühe (Bio)
1 Bio-Zitrone (Saft davon)
1 Zwiebel
1 Knoblauchzehe
2 EL Olivenöl
etwas Salz, Pfeffer und frische Petersilie

Zubereitung:

1. Den Quinoa nach Packungsanleitung kochen, aber in Gemüsebrühe, sollte es auf der Verpackung nicht draufstehen.
2. Salzwasser auf dem Herd erhitzen und den gewaschenen und in Röschen geschnittenen Brokkoli hineingeben, sobald er kocht. Den Brokkoli so garen, dass er noch etwas Biss hat. Danach kurz kalt abschrecken.
3. Die Zwiebel und den Knoblauch abziehen und sehr fein hacken.
4. Zitronensaft, Öl, Salz, Pfeffer und klein gehackte Petersilie mischen, die Zwiebel-Knoblauch-Würfel ebenfalls dazugeben.
5. Quinoa, Brokkoli und Dressing mischen und genießen.

Möhrensalat mit schwarzem Sesam

Zutaten:

Für 2 Personen:

300 g Möhren
2 Äpfel (mittelgroß)
2 EL schwarze Sesamsamen
2 EL frischer Zitronensaft
1 EL Mandelmus
1 EL Olivenöl
Salz und Pfeffer

Zubereitung:

1. Karotten fein, Äpfel grob raspeln.
2. Die Sesamsamen anrösten. Dafür eine Pfanne ohne Öl heiß werden lassen. Gut aufpassen, die Röstung kann sehr schnell gehen. Danach abkühlen lassen.
3. Zitronensaft, Öl, Mandelmus und Gewürze für das Dressing mischen.
4. Karotten, Äpfel, Dressing und Sesam vermischen und sich schmecken lassen.

Frikadellen aus Kichererbsenmehl

Zutaten:

Für 2 Personen:

2 mittelgroße Zucchini
12 EL gekeimtes Kichererbsenmehl
12 getrocknete Tomaten (in Öl eingelegt)
Eine Handvoll frische Basilikumblätter.
1 Bio-Limette
1 EL frischer Rosmarin
Olivenöl (zum Braten geeignet)
Salz, Pfeffer, Kurkuma, Kümmel zum Würzen

Zubereitung:

1. Gewaschene Zucchini auf der Reibe reiben.
2. Die getrockneten Tomaten aus dem Öl nehmen und in Stückchen schneiden, das Öl wird später mitverwendet.
3. Die Limette auspressen, etwas von der Schale abreiben und mit in den Saft geben.
4. Die Basilikumblätter müssen jetzt gewaschen und getrocknet werden, danach klein zupfen.
5. Um eine cremige Masse zu erhalten, muss nun das Kichererbsenmehl mit den geriebenen Zucchini, den getrockneten Tomatenstückchen, dem Tomatenöl, dem Saft der Limette und den gehackten Basilikumblättern in einen Mixer gegeben und durchgemengt werden. Nach Geschmack würzen.
6. Ca. 4 Frikadellen formen und im heißen Olivenöl ausbacken.

Das Rezept für gekeimtes Kichererbsenmehl finden Sie im Rezept „Omelette aus Kichererbsenmehl“ in Kapitel „Frühstück“.

Rote Bete mit Röstzwiebeln und Walnüssen

Zutaten:

200 g vorgegarte Rote Bete
50 g frischer Babyspinat
2-3 EL Walnüsse
1 milde Zwiebel (am besten 1 rote)
1-2 EL Balsamicoessig
1 TL Agavendicksaft
1 Handvoll frische Kräuter
Salz und Pfeffer nach Geschmack
1-2 EL Öl

Zubereitung:

1. Die Rote Bete aus der Vakuumverpackung nehmen. Nachdem die Bete-Kugeln in mundgerechte Stücke geviertelt worden sind, die Stücke mit dem Saft aus der Packung und den Walnüssen mischen und ziehen lassen. Die Walnüsse saugen die Flüssigkeit auf und werden dadurch aromatisch und weicher.
2. Den Backofen jetzt auf 150 °C Umluft oder 170 °C Ober-/Unterhitze aufheizen.
3. Nun aus der abgezogenen Zwiebel Halbringe herausschneiden. In einer eingeölten Auflaufform diese gut verteilten Zwiebeln ca. 10 Min. golden backen. Danach aus dem Backofen und der Form herausnehmen und erst einmal zur Seite stellen.
4. Balsamicoessig mit dem Agavendicksaft mischen.
5. Nun die Rote Bete-Walnuss-Mischung in die Auflaufform geben, mit Balsamico-Dicksaft-Mischung überträufeln und mit den vorgerösteten Zwiebeln belegen.
6. Noch einmal alles für etwa 20 Min. backen lassen. Dabei immer die Zwiebeln im Auge behalten, damit sie nicht zu dunkel werden.
7. Einen Teller bereitstellen und den geputzten und gewaschenen Babyspinat darauf anrichten.
8. Nach Ende der Backzeit die Rote-Bete-Mischung inklusive Saft über den Spinat geben – fertig.

Bananen-Pfirsich-Pfanne

Zutaten:

1 Banane
1 reifer Pfirsich
½ Zwiebel
1 EL gehackte Mandeln
1 EL Getreideflocken
1-2 getrocknete Datteln
1 EL Rapsöl
Gewürze nach Geschmack

Zubereitung:

1. Die Banane schälen, den Pfirsich häuten. Beides in kleinere Stücke schneiden.
2. Um die Zwiebel anzudünsten, diese vorher abziehen und kleinhacken, eine Pfanne mit Öl auf dem Herd erhitzen. Die Zwiebelwürfel ins heiße Öl geben und glasig anschwitzen lassen.
3. Mandeln und Getreideflocken dazugeben und mitbraten.
4. Pfirsich- und Bananenstückchen werden ebenfalls mit eingerührt und erwärmt.
5. Am Schluss die Datteln entsteinen, in Stückchen schneiden und auch in der Pfanne mit erwärmen.
6. Nach Belieben würzen bzw. abschmecken.

Möhren-Zucchini-Bratlinge mit Buchweizenmehl

Zutaten:

Für 2 Personen:

250 g Möhren
250 g Zucchini
3 EL Buchweizenmehl
1 TL Bio-Gemüsebrühe
1 Schuss Hafermilch
3 EL Rapsöl
Salz und Pfeffer nach Geschmack

Zubereitung:

1. Möhren von der Schale befreien und in Julienne-Streifen schneiden.
2. Zucchini waschen und ebenfalls in dünne Streifen hobeln.
3. Jetzt das Gemüse mit dem Mehl und der Brühe mischen und mit der Milch aufgießen. Aufpassen, dass es nicht zu flüssig wird.
Nach Geschmack würzen, wahrscheinlich ist das aber unnötig durch die Brühe.
4. Masse in Häufchen in das heiße Öl setzen und goldbraun braten.

Kartoffelsalat mit Avocado

Zutaten:

½ Kilo kleine Kartoffeln
2 Avocados
½ Bund Frühlingszwiebeln
Saft von 1 Limette
1 Handvoll getrocknete Tomaten (in Öl)
1 Handvoll frische Kresse
50 ml Gemüsebrühe
15 g Pinienkerne
Meersalz und Pfeffer

Zubereitung:

1. Kartoffeln mit Schale in Salzwasser gar kochen. Vorher gut waschen.
2. Avocados von Schale und Kern befreien und in Spalten schneiden, mit dem Limettensaft beträufeln.
3. Frühlingszwiebeln säubern und klein schneiden.
4. Die getrockneten Tomaten aus dem Öl nehmen, abtropfen lassen und kleinschnippeln. Das restliche Öl nicht wegkippen.
5. Abgekühlte Kartoffeln halbieren und in eine Schüssel füllen.
6. Kresse hacken.
7. Zwiebeln, Avocadospalten und Kresse zu den Kartoffeln geben.
8. Die Tomatenwürfel und das Tomatenöl mit der Brühe mischen.
9. Jetzt die Würzmischung zu dem Kartoffelsalat geben und unterheben.
10. Die Pinienkerne ohne Öl kurz anrösten. Achtung, das kann manchmal sehr schnell gehen.
11. Einen Teller bereitstellen. Salat darauf drapieren und mit den angerösteten Pinienkernen toppen.

Kürbis-Vanille-Bratlinge

Zutaten:

Für 4 Personen:

300 g Hokkaidokürbis
1 große gelbe Paprika
2 große Zwiebel
1 Bund frische Petersilie
160 g Erdmandelflocken
2 TL gemahlene Vanille oder Mark aus einer Vanilleschote
2 TL Salz
120 ml Mandelmilch
2 TL Agar-Agar
Olivenöl zum Braten

Für den Dip (optional):

1 Bund frische Petersilie
500 g Soja-Joghurt
1 Granatapfel

Zubereitung:

1. Um das reine Fruchtfleisch zu erhalten, den Kürbis von der Schale befreien und die schwarzen Kerne am besten mit einem Teelöffel entfernen. Das Fruchtfleisch nun mit einer Reibe zu einem feinen Mus reiben.
2. Die Paprika ebenfalls schälen (das geht sehr gut mit dem Sparschäler) und auf der Reibe fein reiben.
3. Zwiebelwürfel aus der Zwiebel hacken. Vorher die Pelle abziehen.
4. Jetzt wird das Mehl aus den Erdmandelflocken gemahlen. Die Flocken dafür in den Mixer geben und fein mahlen.
5. Jetzt den geriebenen Kürbis, die Paprika, die Zwiebelwürfel, die vorher gehackte Petersilie, Mandelmehl, Vanille, Salz, Milch und Agar-Agar in einer Schüssel zu einem cremigen Teig verarbeiten.
6. Olivenöl zum Braten in einer Pfanne heiß werden lassen. Aus dem Teig runde Bratlinge kneten und diese in der Pfanne von beiden Seiten goldbraun anrösten. Anschließend auf Küchenpapier das Öl etwas abtropfen lassen.
7. Für den Dip aus dem Granatapfel die Kerne herauslösen. Am besten dafür eine Schürze umbinden. Die Kerne kann man aber auch einzeln frisch kaufen.
8. Petersilie hacken, waschen und trocknen.
9. Joghurt, Petersilie und Granatapfelkerne mischen und jeweils einen Klecks mit auf den Teller geben.

Agar-Agar:

Agar-Agar wird aus Algen gewonnen und als veganes, rein pflanzliches Geliermittel verwendet. Man kann es in Pulverform in Reformhäusern oder Bio-Läden kaufen.

Süßkartoffelpfanne mit Kräutern und Paprika

Zutaten:

Für 2 Personen:

2 rote Paprika
2 Süßkartoffeln
3 Stangen Lauch
2 Zehen Knoblauch
1 Bund frische Petersilie
2-3 EL Olivenöl
2 EL Kräuter der Provence
Salz und Pfeffer

Zubereitung:

1. Die Süßkartoffeln als Pellkartoffeln in Salzwasser ca. 10 Min. kochen. Dafür die Schale nicht abschälen.
Danach kalt abschrecken, die Schale abpellen und in kleinere Würfel schneiden.
2. Die gewaschenen Paprika nun zu Streifen oder Würfeln verarbeiten. Dafür diese halbieren und das weiße Fleisch mit Kernen herausschneiden.
3. Aus den Stangen Lauch nach dem sorgfältigen Waschen Ringe schneiden, die Knoblauchzehen nach dem Schälen pressen oder mit dem Messer zerdrücken. Petersilie und Kräuter der Provence hacken.
4. Olivenöl in eine Pfanne geben und erhitzen.
5. Süßkartoffel- und Paprikawürfel darin anbraten. Temperatur etwas drosseln.
6. Nach ca. 5 Min. die Lauchzwiebeln und den Knoblauch beimischen.
7. Die Kräuter werden erst am Ende der Kochzeit unter die Süßkartoffelpfanne gehoben. Am Schluss noch mit Pfeffer und Salz würzen.

Rosmarinkartoffeln

Zutaten:

Für 2 Personen:

1 kg kleine Kartoffeln
2-3 EL Olivenöl
grobes Meersalz
2 Knoblauchzehen
2 Zweige Rosmarin
gemahlener Rosmarin

Zubereitung:

1. Den Backofen bei Ober-/Unterhitze auf 200 °C vorheizen (Umluft 180 °C).
2. Backpapier auf einem Backblech auslegen und die gewaschenen, halbierten Kartoffeln darauflegen. Die Schnittfläche nach oben zeigen lassen.
3. Olivenöl auf die Kartoffeln pinseln.
4. Knoblauch fein hacken und auf den eingeölten Kartoffeln verteilen.
5. Rosmarin und Salz ebenfalls darüber verteilen.
6. Die Zweige über die Kartoffeln legen und alles ab in den Ofen!
7. Ungefähr 20 Min. backen. Die Kartoffeln sollten goldbraun und knusprig, der Knoblauch sollte gut gebräunt sein.

Gedämpftes Schonkostgemüse

Zutaten:

Für 2 Personen:

4 große Kartoffeln
½ Hokkaidokürbis
4 Karotten
1 Fenchel
1 EL Olivenöl
Salz, Muskatnuss, Petersilie (nach Geschmack)

Zubereitung:

1. Den Ofen vorheizen. Optimal bei einer Temperatur von etwa 180 °C (Umluft 160 °C) den Kürbis ca. 15. Min. vorgaren. Danach abkühlen lassen, halbieren, die Kerne herausschaben und den Rest in mundgerechte Stücke schneiden.
2. Kartoffeln und Karotten zu Würfel verarbeiten. Diese dafür vorher schälen. Alles im Dampfgarer für 15 Min. garen.
3. In der Zwischenzeit den Fenchel waschen und ebenso würfeln.
4. Nach der 15-minütigen Garzeit den Fenchel und den Kürbis zu den Kartoffeln und Karotten geben.
5. Petersilie hacken und am Schluss zusammen mit Öl, Salz und Muskatnuss unter das heiße Gemüse mischen.

Schonkost sollte im Allgemeinen nicht so stark gewürzt sein, um den Magen zu schonen – wie das Wort „Schonkost“ bereits aussagt.

Schnelle Zucchinipfanne mit weißen Bohnen

Zutaten:

Für 2 Personen:

3 Zucchini
1 Dose weiße Bohnen
2 Zehen frischer Knoblauch
1 EL Olivenöl
2 EL Sesam
2 EL Petersilie
Salz und Pfeffer nach Belieben

Zubereitung:

1. *Die Dose Bohnen öffnen und direkt in ein Sieb geben. Die Flüssigkeit gut ablaufen lassen.*
2. *Nun Scheiben aus den Zucchini schneiden, vorher Waschen nicht vergessen. Die Scheiben sollten nicht zu dick sein, höchstens 0,5 cm.*
3. *Die Petersilie und die Zehen vom Knoblauch jetzt sehr klein hacken.*
4. *Nun die Zucchini-Scheiben in heißem Olivenöl anrösten. Wenden nicht vergessen, damit auch die andere Seite braun wird. Dabei aufpassen, dass nichts verbrennt.*
5. *Nach 5-10 Min. die Bohnen und den Knoblauch beifügen.*
6. *Erst am Schluss, wenn der gewünschte Bratgrat erreicht ist, den Sesam, die Petersilie, Salz und Pfeffer beimischen.*

Ratatouille-Gemüse

Zutaten:

Für 4 Personen:

250 g Aubergine
500 g Tomaten
500 g Zucchini (können gelbe und grüne gemischt sein)
2 EL Olivenöl
Salz und Pfeffer nach Belieben
frisches Basilikum
2 Zweige Thymian

Für die Tomatensoße:

1 Dose gehackte Tomaten
1 kleine Zwiebel
2 Knoblauchzehen
1 Schuss Öl
Pfeffer, Salz nach Belieben
1 Prise Zuckerersatz (Erythrit)
frisches Basilikum und Thymian

Zubereitung:

1. *Tomaten, Aubergine und Zucchini in ganz schmale Scheiben schneiden.*
2. *Den Ofen vorheizen, optimal auf 180 °C Ober-/Unterhitze.*
3. *Für die Soße die Zwiebeln und den Knoblauch in kleine Stückchen hacken, vorher Pelle abziehen.*
4. *In einer runden Pfanne, die auch später in den Backofen darf, Öl erhitzen und die Zwiebel- und Knoblauchstückchen darin anbraten.*
5. *Die gehackten Tomaten darüber geben und durchköcheln lassen. Mindestens für einige Minuten alles mit Salz, Pfeffer, Zuckerersatz, frischem Basilikum (in Stücke gezupft) und dem Thymian würzen. Vom Herd nehmen.*
6. *Das Gemüse wird nun ringförmig abwechselnd auf die Soße in die Pfanne gesetzt. Noch einmal alles mit Salz, Pfeffer und frischem Basilikum würzen und garnieren. Nun das Olivenöl darüber träufeln und die Thymian-Zweige vorsichtig zwischen die Gemüsescheiben stecken.*
7. *Alles für ungefähr 20-30 Min. in den Backofen stellen. Die Pfanne nach Möglichkeit mit Alufolie abdecken. 10 Min. vor Ende der Backzeit diese wieder entfernen.*

Blumenkohl mit Pak Choi und Süßkartoffeln

Zutaten:

1 eher kleiner Blumenkohl und
1 eher kleiner Pak Choi
1 Süßkartoffel
2 EL Sesamöl
1 kleines Stückchen frischer Ingwer
Salz und Pfeffer nach Geschmack
Bockshornklee (Bio-Laden)

Zubereitung:

1. *Den Pak Choi, nachdem er im Wasserbad gewaschen wurde, in mundgerechte Stücke schneiden, den Blumenkohl in Röschen. Auch diesen vorher gut abspülen.*
2. *Die Süßkartoffel von der Schale befreien und in gleichmäßig kleine Würfel schneiden.*
3. *Das Gemüse in der mit dem Öl erhitzten Pfanne anbraten, den vorher geschälten Ingwer darüber reiben und unterziehen.*
4. *Einen kleinen Schuss Wasser dazugeben (Konsistenz beobachten) und kurz garen.*
5. *Salz, Pfeffer und eine Prise Klee unterziehen.*

Lauwarmer Brokkoli-Süßkartoffelsalat

Zutaten:

Für 4 Personen:

1 Brokkoli
2 mittelgroße Süßkartoffeln
150-200 g Tellerlinsen
Granatapfelkerne von einem halben Granatapfel
50 g Babyspinat
250 g Kirschtomaten
½ Salatgurke
2 Limetten
1 Avocado (reif)
50g Walnusskerne
1 EL Agavendicksaft
2 EL Olivenöl
Salz

Zubereitung:

1. *Die Linsen aus der Packung nehmen und nach Anleitung kochen.*
2. *Nun Röschen aus dem gewaschenen Brokkoli herausschneiden. Den Strunk dabei vorher entfernen.*
3. *Süßkartoffelwürfel nach dem Schälen aus der Süßkartoffel schneiden.*
4. *Brokkoli und Kartoffelwürfel zusammen in kochendem Salzwasser kochen. Knapp 10 Min. dürften dazu ausreichen. Zwischendurch einmal anpiken.*
5. *Die Granatapfelkerne jetzt aus dem Apfel klopfen. Diese können auch frisch gekauft werden, beim Ausklopfen kann es zu einer ziemlich „spritzigen" Angelegenheit kommen. Also: wenn selbst klopfen, dann bitte mit Schürze oder alten Klamotten.*
6. *Nun den Spinat putzen und trocknen, die gewaschenen Tomaten halbieren und die Gurke in dünne Scheiben schneiden.*
7. *Um den Saft zu pressen, die Limetten vorab halbieren.*
8. *Die Avocado von der Schale und dem Kern befreien, das Fruchtfleisch in schmale Spalten schneiden und mit frischem Limettensaft benetzen.*
9. *Den restlichen Limettensaft mit dem Dicksaft verrühren, salzen und mit Olivenöl verrühren. Das wird das Dressing.*
10. *Die Walnüsse hacken.*
11. *Jetzt das gegarte, kalt abgeschreckte Gemüse (Brokkoli und Kartoffeln) mit den Linsen, dem Spinat, den Tomaten und der Gurke vorsichtig mischen, Dressing darüber geben und mit Nüssen und Granatapfelkernen toppen.*

Zucchini-Nudeln mit Tomaten-Spinat-Gemüse

Zutaten:

Für 2 Personen:

3 Zucchini
4 EL Olivenöl
Meersalz, Pfeffer
2 Handvoll junger Blattspinat
ca. 8 Cocktailtomaten
2 Schalotten
gute Portion frischer Dill

Zubereitung:

1. Den geputzten und gewaschenen Spinat trockenschütteln.
2. Die gewaschenen Tomaten halbieren.
3. Würfel aus der abgezogenen Schalotte schneiden.
4. In einer heißen Pfanne mit Olivenöl die Schalottenwürfel glasig andünsten. Nach kurzer Zeit den Spinat zufügen und einen Moment mitdünsten. Einen Teil des gehackten Dills beifügen.
5. Die Tomatenhälften erst am Schluss in die Pfanne geben. Alles mit Salz und Pfeffer würzen.
6. Die Zucchini mit dem Julienneschneider in lange Streifen schneiden.
7. In einer zusätzlichen Pfanne das restliche Öl heiß werden lassen und die Zucchini-Spaghetti darin separat anbraten. Mit etwas Salz, Pfeffer und dem übrigen Dill verfeinern.
8. Auf einem Teller die Spaghetti zum Tomaten-Spinat anrichten.

Grillspieße mit Tofu

Zutaten:

Für 2 Personen:

ungefähr 250 g Tofu (sollten ca. 12 Würfel ergeben)
1 EL Sojasoße
1 rote (oder gelbe) Paprika
1 große Zwiebel
evtl. Cherrytomaten oder kleine Champignons
Salz und Pfeffer, etwas Olivenöl

8 Holzspieße

Zubereitung:

1. *Die Holzspieße für ungefähr eine halbe Stunde wässern.*
2. *Den Tofu in Würfel schneiden, nicht zu klein, ca. 3-4 cm sollten sie noch haben. Dann mit der Sojasoße mischen und für 30 Min. marinieren lassen.*
3. *Die Paprika waschen, Zwiebel abziehen, beides in etwas größere Vierecke oder Spalten schneiden. Sie sollten größenmäßig ungefähr zum Tofu passen.*
4. *Pro Spieß etwa 4 Tofustücke abwechselnd mit Paprika und Zwiebel aufpiksen.*
5. *Fertige Spieße mit etwas Olivenöl einpinseln und entweder auf dem Grill für 5-10 Min. brutzeln lassen oder in der Pfanne knusprig anbraten.*

Wer mag, kann zusätzlich pro Spieß noch eine kleine Tomate oder einen kleinen Champignon aufziehen. Zucchini oder Pfefferschoten sind auch sehr beliebt. Dem Geschmack sind da keine Grenzen gesetzt.

Süßkartoffelsalat

Zutaten:

Für 2 Personen:

2 Aubergine
2 Süßkartoffeln
1 eher kleine Zwiebel
1 Knoblauchzehe
3 EL Sesamöl
etwas gemahlener Koriander und Kümmel,
Salz und Pfeffer
1 rote Paprika
1 kleines Stück Ingwer
1 EL Gemüsebrühe
Saft einer ½ Limette
4 EL Sesam
1 Prise Chili (optional)
50 g Feldsalat

Zubereitung:

1. Würfel aus den gewaschenen Auberginen und den Kartoffeln schneiden. Bei den Kartoffeln vorher die Schale entfernen.
2. Die Zwiebel in dünne Halbringe schneiden, den Knoblauch dagegen fein würfeln. Vorher schälen.
3. Im heißen Sesamöl (2 EL) Zwiebelringe und Knoblauchwürfel anbraten, dann die Auberginen- und Süßkartoffelwürfel zufügen. Alles für einige Minuten braten.
4. Koriander und Kümmel beimischen und alles für weitere 10 Min. dünsten lassen. Die Kartoffelwürfel müssten dann gar sein. Am besten zwischendurch probieren.
5. Während Kartoffeln und Auberginen garen, die Paprika waschen und klein schneiden. Kerne dabei vorher entfernen.
6. Ingwer, wenn möglich, ganz fein hacken oder reiben und mit dem Saft der Limette, Brühe und Sesam zum Dressing zusammenmixen. Nach Belieben und Geschmack mit Salz, Pfeffer und ggf. mit Chili abschmecken.
7. Einen Teller anrichten. Den gewaschenen und getrockneten Feldsalat darauf drapieren.
8. Paprikawürfel mit dem leicht abgekühlten Auberginen-Kartoffel-Würfel mischen und entweder zum oder auf den Feldsalat geben. Das Dressing darüber verteilen.

Basischer Hirsesalat

Zutaten:

60 g Hirse
140 ml Wasser
1 TL Gemüsebrühe
etwas Salz und Pfeffer
1 TL Kokosöl
1 Zucchini
50 g Tomaten
50 g Brokkoli
2 Karotten
2 Pastinaken
125 g frischer Spinat
frischer Koriander

Zubereitung:

1. *Das Wasser mit der Gemüsebrühe mischen und darin die Hirse für ca. 15-20 Min. kochen, bis sie aufgequollen ist. Mit Salz und Pfeffer würzen, anschließend zur Seite stellen.*
2. *Das restliche Gemüse, außer dem Spinat, waschen und klein schneiden, den Brokkoli in Röschen teilen.*
3. *Das geschnippelte Gemüse im Kokosöl für ca. 10 Min. anbraten.*
4. *Geputzten Spinat mit der Hirse in die Pfanne füllen und durchrühren. Das Ganze noch einmal für wenige Minuten braten.*

Probieren, evtl. noch einmal abschmecken.

Selleriepüree

Zutaten:

Für 2 Personen:

20 g Butter
400 g Kartoffeln
400 g Knollensellerie
60 ml Mandel- oder Sojamilch
1 kleiner Bund frische Petersilie
1 Prise Muskatnuss und Salz

Zubereitung:

1. *Als Erstes die Kartoffeln von ihrer Schale befreien und Würfel aus dem Rest schneiden. Beim Sellerie ebenso.*
2. *Die Würfel in Salzwasser gar kochen.*
3. *Das Wasser abgießen und die Würfel mit dem Stampfer zerdrücken, um ein Püree herzustellen.*
4. *Butter und Milch unterrühren.*
5. *Die gewaschene und getrocknete Petersilie in die Masse rühren. Vorher hacken. Das Püree noch mit Salz würzen. Wer mag, kann noch Muskatnuss aus der Mühle darüber streuen.*

Auberginen-Röllchen mit Basilikum-Creme

Zutaten:

Für 2 Personen:

1 große Aubergine
300 g Kartoffeln (ca. 4 Stück)
Olivenöl
Kräutersalz
Frischer Basilikum (eine gute Handvoll)
1 Prise Salz
evtl. etwas Pfeffer (optional)

Zubereitung:

1. Die Auberginen gut waschen und am besten mit dem Sparschäler längs in Streifen schneiden. Dünn mit Öl bestreichen, salzen und ziehen lassen.
2. Den Ofen aufheizen (200 °C Ober-/Unterhitze oder 180 °C Umluft).
3. Die geschälten Kartoffeln zu Würfeln verarbeiten und garen (entweder im Wasserbad oder im Dampfgarer).
4. Die Auberginen-Scheiben im Backofen leicht bräunlich grillen.
5. In der Zwischenzeit die fertigen Kartoffeln mit einer Gabel oder einem Stampfer zerdrücken und mit Kräutersalz, Pfeffer und frischem, gehacktem Basilikum mischen. Die Masse evtl. mit etwas Olivenöl geschmeidiger rühren.
6. Aus der Kartoffel-Creme kleine Klößchen formen und diese mit den Auberginen umwickeln. Mit Zahnstochern fest piken.

Sesam-Bratkartoffeln

Zutaten:

Für 2 Personen:

250 g Kartoffeln
2 EL heller Sesam
1 Schuss Olivenöl
1 Prise Salz, etwas Rosmarin

Zubereitung:

1. *Die Kartoffeln in kochendem Salzwasser gar kochen. Schale vorher abschälen.*
2. Anschließend Wasser abgießen, Kartoffeln erkalten lassen und schälen, danach würfeln.
3. Eine Pfanne erhitzen, Sesam ohne Öl anrösten, Olivenöl und Kartoffelwürfel dazugeben und anbraten, mit Rosmarin und Salz abschmecken.

Ofenkartoffel 2.0

Zutaten:

Für 2 Personen:

2 Süßkartoffel
1 EL Olivenöl
1 frischer Zweig Rosmarin
2 Knoblauchzehen
Salz
1-2 Frühlingszwiebeln
etwas frische Kresse

1. Tofucreme (Grundrezept):
½ Knoblauchzehe
400 g Tofu
1 EL Leinöl
frisch gepresster Zitronensaft

2. Paprikacreme:
1 große rote Paprika
1 TL edelsüßes Paprikapulver
Pfeffer und Salz

3. Kräutercreme:
1 EL gehackte Petersilie, Basilikum, Thymian und Oregano
1 EL Leinöl
Salz und Pfeffer

Zubereitung:

1. Den Backofen auf 225 °C Ober-/Unterhitze (Umluft 250 °C) vorheizen.
2. Die gewaschenen Süßkartoffeln separat in Alufolie packen und jeweils mit einem halben EL Olivenöl beträufeln, einen halben Zweig Rosmarin, etwas Salz und 1 ungeschälte Knoblauchzehe mit in das Päckchen geben und alles für ungefähr 45 Min. in den heißen Backofen stellen und garen.
3. Beginnen Sie jetzt mit dem Tofugrundrezept. Dafür als Erstes die Knoblauchzehen hacken, Pelle vorher abziehen.
4. Den Tofu zusammen mit dem Leinöl, dem Knoblauch und frischem Zitronensaft (1EL, wer mag, kann etwas mehr hinzugeben) mischen und alles mit dem Pürierstab fein pürieren. Die Creme anschließend auf zwei Hälften aufteilen.
5. Die Paprika waschen und in sehr feine Würfel schneiden.
Diese dann zusammen mit dem Paprikapulver, Salz und Pfeffer in eine der beiden abgefüllten Cremes geben und durchmengen.
6. Die andere der beiden Cremes mit den gehackten Kräutern, dem Öl und den Gewürzen verrühren, alles nach Geschmack mit Pfeffer und Salz verfeinern.
7. Nach Ende der Backzeit die Kartoffeln aus dem Ofen herausholen, die Alufolie öffnen und die Kartoffel tief, längs einschneiden.
Mit Dip nach Wahl füllen und mit gehackten Frühlingszwiebeln und frischer Kresse garnieren.

Ingwer-Möhren, basisch-vegan

Zutaten:

Für 2 Personen:

1 große Zwiebel
400 g Möhren
100 ml Mandelmilch
1 Stück Ingwer (ca. 1 cm)
1 TL Bio-Gemüsebrühe
1 EL Olivenöl
etwas Salz
etwas frischer Koriander (wer mag)

Zubereitung:

1. Die Möhren mit dem Sparschäler pellen und mit dem Julienneschneider in feine, lange Spaghetti schneiden.
2. Zwiebeln und Ingwer zu feinen, gehackten Würfeln verarbeiten. Vorher schälen nicht vergessen.
3. Nun die Zwiebelwürfel glasig anschwitzen lassen. Dafür eine Pfanne mit Öl auf dem Herd heiß werden lassen. Den Ingwer zufügen und mitbraten, dann die Möhren-Spaghetti ebenfalls zugeben. Deckel auf die Pfanne setzen und weiterdünsten lassen.
4. Die Milch mit der Gemüsebrühe mischen, in die Pfanne füllen und bis zur gewünschten Bissfestigkeit der Möhren-Spaghetti köcheln lassen. Vorsicht mit der Hitze, Temperatur lieber etwas herunterdrehen.
5. Zum Schluss den Deckel abnehmen und kurz weiterköcheln lassen. Mit Koriander und Salz abschmecken.

Curry-Kokos-Möhren-Kraut

Zutaten:

Für 2 Personen:

6 große Möhren
¼ Weißkohl
2 Zwiebeln
1 EL Kokosöl
200 ml Kokosmilch
3 TL Currypaste (nach Geschmack: rot = scharf, gelb = mild)
2 TL Kokosraspeln

Zubereitung:

1. *Die Möhren abschälen und in Julienne-Streifen schneiden.*
2. *Zwiebel zu Würfel verarbeiten, vorher abziehen.*
3. *Den Strunk vom Weißkohl entfernen, die obersten Blätter entfernen und den Kohl in mundgerechte Stücke zerkleinern.*
4. *Die Currypaste in der Kokosmilch verrühren.*
5. *Die Zwiebelwürfel im heißen Kokosöl jetzt glasig anschwitzen.*
6. *Möhren mit in die Pfanne geben, Kohl unterheben und mit der Curry-Kokosmilch übergießen. Deckel auflegen, aufkochen und auf etwas kleinerer Flamme garen lassen. Nach 10 Min. umrühren, den Kohl herunterdrücken und die Kokosraspeln über das Gemüse streuen. Noch einmal umrühren.*
7. *Das Ganze für mindestens 20 Min. köcheln lassen, evtl. noch etwas länger. Zwischendurch probieren.*
8. *Zum Schluss mit Salz würzen, je nach Geschmack.*

Kohlrabi-Spaghetti mit Spinat, Tomaten und Oliven

Zutaten:

1 Frühlingszwiebel
1 Kohlrabi
1 Handvoll Spinat
1 Handvoll Cocktailtomaten
10 schwarze, entkernte Tomaten
1 EL Olivenöl
Salz und Pfeffer nach Geschmack

Zubereitung:

1. *Ringe aus der Zwiebel schneiden, vorher Schale abziehen.*
2. *Den Kohlrabi von der Schale befreien und mit dem Julienne-Schneider in feine Spaghetti ziehen.*
3. *Den Spinat waschen und trocknen.*
4. *In einer mit Olivenöl erhitzten Pfanne die Zwiebeln glasig anschwitzen, dann die Kohlrabi-Spaghetti zufügen und mitbraten.*
5. *Jetzt wird der Spinat mit in die Pfanne gerührt. Alles eine Zeit lang weiterdünsten.*
6. *In der Zwischenzeit die gewaschenen Tomaten halbieren und die Oliven in schmale Ringe schneiden.*
7. *Erst zum Schluss werden die Tomaten und die Oliven mit in die Pfanne gegeben, untergehoben und mit erhitzt.*
8. *Nach Geschmack mit Pfeffer und Salz würzen.*

Chia-Pudding

Zutaten:

250 ml Mandelmilch
3 EL Chiasamen
½ Zitrone
1 EL Kokosblütenzucker
(oder vergleichbare Süße)
125 g Himbeeren
75 g Kokoscreme

Zubereitung:

1. *Die Mandelmilch mit den Chiasamen, dem Zucker und dem Zitronensaft mischen und für eine gute Stunde an einen kalten Ort stellen und quellen lassen. Wenn der Pudding zu fest wird, einfach noch einen Schuss Milch darauf gießen oder einen Löffel Chiasamen zugeben, wenn zu viel Flüssigkeit vorhanden ist.*
2. *Die gewaschenen und getrockneten Himbeeren mit einer Gabel zerdrücken. Vier Himbeeren vorher zum Garnieren zur Seite legen.*
3. *Die Kokoscreme mit einem Quirl locker cremig aufschlagen und diese mit den pürierten Himbeeren unter die Chia-Milch-Mischung heben.*
4. *Auf zwei Gläser aufteilen und mit den Himbeeren garnieren.*

Kokoscreme ist der abgesetzte Teil auf der gekühlten Kokosmilch.
Die Dose einfach vorher richtig schön kaltstellen, die Creme lässt sich dann sehr gut abnehmen.

Obst-Wölkchen

Zutaten:

Für 2 Personen:

1 Apfel
1 Birne
1 Banane
6 EL Sahne
1 Handvoll Himbeeren
2 EL Mandelsplitter

Zubereitung:

1. Apfel, Birne und Banane schälen und in kleinere Stücke schneiden.
2. Die Sahne aufschlagen und das Obst unterheben.

Die Himbeeren und die Mandelsplitter sind für die Garnitur.

Das Obst lässt sich wunderbar durch jede andere Obstsorte ersetzen.
Als zusätzliche Würze eignet sich Zimt oder Vanille sehr gut.

Buchweizen-Grießbrei

Zutaten:

Für 2 Personen:

400 ml Kokosmilch
200 ml ungesüßte Mandelmilch
100 g Buchweizengrieß
1 Handvoll frisches Obst (Saison)

Zubereitung:

1. Die Kokosmilch und die Mandelmilch in einen Topf schütten und zum Kochen bringen, anschließend von der heißen Kochplatte nehmen und den Buchweizengrieß einrühren.
2. Den Brei in 2 (oder 4, je nach Größe) Dessertgläschen füllen und kaltstellen.
3. Anschließend mit frischem Obst garnieren.

Erdbeer-Creme, vegan

Zutaten:

Für 2 Personen:

300 g frische Erdbeeren
1 EL Erythrit, Stevia oder Agavendicksaft
1 EL Vanille-Zucker
100 g Tofu
125 ml ungesüßte Sojamilch
1 EL Rapsöl

Zubereitung:

1. Frische Erdbeeren unter kaltem Wasser abwaschen, unschöne Stellen entfernen und in grobe Stücke zerteilen.
2. 2/3 der Erdbeeren mit dem Zuckerersatz und dem Vanille-Zucker in einen Standmixer geben und durchpürieren.
3. Den abgetropften und etwas zerbröckelten Tofu ebenfalls in den Mixer geben und durchmixen.
4. Sojamilch aufgießen und nochmals pürieren.
5. Die Creme in Gläschen abfüllen und mit den übrigen Erdbeeren schön garnieren.

Kiwi-Avocado-Creme

Zutaten:

Für 2 Personen:

2 Avocados
4 Kiwis
1 große Banane
Limettensaft ca. 1 EL
Kokosblütenzucker oder vergleichbare Süße

Zubereitung:

1. Das Fruchtfleisch der Avocados grob in Stücke schneiden. Diese vorher schälen.
2. Die Kiwis und die Banane ebenfalls schälen und in Stücke zerteilen.
3. Das Obst zusammen mit dem Limettensaft pürieren, nach Geschmack süßen.

Mandelhörnchen

Zutaten:

250 g Mandeln
250 g Cashewkerne
60 ml Dattelsirup
1 EL Backkakao
½ TL Vanille (aus der Schote geschabt)
Ein paar Mandelblättchen

Zubereitung:

1. *Die Cashewkerne über Nacht ca. 6-8 Stunden einweichen.*
2. *Das Wasser wegkippen und die Cashews mit den Mandeln im Standmixer oder mit dem Pürierstab fein pürieren.*
3. *Die Nussmischung mit dem Kakao und der Vanille vermischen.*
4. *Anschließend noch den Sirup unterrühren und einen Teig erarbeiten.*
5. *Aus dem Teig eine Rolle formen, diese nochmal in 5 Portionen aufteilen. Daraus dann die Hörnchen formen. Mit ein paar Mandeln bestreuen und für 12 Stunden an einem warmen Ort trocknen lassen.*

Wer einen Dörrautomaten besitzt, kann diesen auch gerne bei 40 °C benutzen.

Knusprige Cranberry-Pralinen

Zutaten:

125 g Buchweizenkeimlinge
100 ml Kokosöl
50 ml Agavendicksaft
4 EL Kakao oder Backkakao
50 g Cranberrys
½ TL Vanille
1 Prise Vanille

Zubereitung:

1. *In diesem ganz simplen Rezept werden alle Zutaten einfach zusammen gemischt und zu einer geschmeidigen Masse verknetet.*
2. *Anschließend einfach in Pralinen-Förmchen (Silikon) füllen und im Kühlschrank mindestens ein bis zwei Stunden kaltstellen.*

Rohkost-Kohlrabi-Dessert

Zutaten:

1 großer Kohlrabi
1 reife Mange
1 reife Banane
nach Belieben: Zimt, Agavendicksaft und Minze

Zubereitung:

1. *Den geschälten Kohlrabi in dünne Scheiben hobeln.*
2. *Die Banane und die Mango grob stückeln, vorher die Schale entfernen, bei der Mango zusätzlich auch den Kern heraustrennen. Die Fruchtstücke zusammen mit dem Pürierstab mixen.*
3. *Jetzt abwechselnd Mus und Kohlrabi auf einem Teller oder im Schälchen schichten und mit Zimt oder Dicksaft verfeinern. Frische kleingezupfte Minze ist die ideale Ergänzung zu diesem Rezept.*

Birnen-Apple-Crumble mit Granatapfelkernen

Zutaten:

1 Apfel
1 Birne
2 EL Granatapfelkerne
2 TL Agavendicksaft
1 Prise Zimt
½ Bio-Zitrone, der Saft davon
Kokosöl

Für die Streusel:

3 EL Kokosöl
2 EL Agavendicksaft
3 EL Mandelmehl
2 TL Kokosmehl
etwas Zitronenabrieb

Zubereitung:

1. *Den Apfel und die Birne schälen und zu kleinen Stückchen verarbeiten.*
2. *Den Granatapfel entkernen (die Kerne kann man schon einzeln kaufen).*
3. *Obststücke, Kerne, Agavendicksaft und Zimt vermischen.*
4. *Zwei Auflaufförmchen mit Kokosöl ausstreichen und die Obstmischung hineinfüllen.*
5. *Den Backofen vorheizen (Ober-/Unterhitze 175 °C bzw. Umluft 150 °C).*
6. *Für die Streusel werden einfach die Zutaten zusammengemischt und anschließend über die Obst-Mischung gestreut.*
7. *Für ca. 25 Min. goldgelb backen.*

Sollten die Streusel zu bröckelig sein, einfach mit etwas Öl geschmeidiger kneten.

Avocado-Kokos-Creme

Zutaten:

8 weiche entsteinte Datteln
120 ml Wasser
3 Avocados
240 ml Kokosmilch
60 ml Agavendicksaft oder Ahornsirup
6-7 TL Kakao
1 Vanilleschote
1 Prise Salz

Zubereitung:

1. Die Datteln mindestens für 30 Min. in Wasser einweichen.
2. Dann die Datteln mit Wasser in den Standmixer (muss ein bisschen Power haben) füllen. Alle anderen Zutaten ebenfalls hinzufügen und kräftig durchpürieren, bis eine schöne cremige Masse entstanden ist.
Falls noch Flüssigkeit fehlt, kann noch etwas Kokosmilch oder auch Wasser beigemischt werden.
3. Jetzt die Masse in Gläschen füllen und kaltstellen.
Tipp:
Im Eisfach anfrosten lassen und im Sommer genießen!

Schoko-Erdnuss-Creme

Zutaten:

Für 2 Personen:

4 Bananen
50 ml Mandelmilch
2 EL Erdnussmus
1 Prise Salz

Für die Schokosoße:

1 EL Kokosöl
1 EL Kokosblütensirup
1 EL starkentölter Kakao (z. B. Backkakao)
2 EL Erdnüsse
2 EL Kakaonibs

Zubereitung:

1. *Aus den geschälten Bananen Scheiben schneiden und im Gefrierfach für einige Stunden (mindestens 4) anfrosten lassen.*
2. *Die Bananen nach dem Frosten für eine knappe Viertelstunde antauen lassen und anschließend mit der Mandelmilch, dem Erdnussmus und dem Salz im Standmixer mischen.*
3. *Die Creme in zwei (oder mehr) Dessertgläser füllen.*
4. *Anschließend das Kokosöl schmelzen, Sirup und Kakao unterrühren und gut mischen.*
5. *Die Soße über der Creme verteilen.*
6. *Die Erdnüsse grob hacken (oder schon gehackte, unbehandelte Erdnüsse kaufen) und zusammen mit den Kakaonibs für die perfekte Optik auf der Creme platzieren.*

Info zu Kakaonibs:

Kakaonibs sind kleine Stücke, die aus rohen, geschälten Kakaobohnen gebrochen werden. Danach werden Sie getrocknet und können dann als unbehandelte Rohkost verwendet werden.

Orangensalat mit Datteln

Zutaten:

Für 4 Personen:

5 Bio-Orangen
20 Datteln
2 EL Mandelblättchen
100 ml frisch gepresster Orangensaft
1 Schuss frisch gepresster Zitronensaft (aus ca. einer halben Bio-Zitrone)
Zimt

Zubereitung:

1. Vier Orangen schälen und dabei die weiße, bittere Haut mit entfernen. Danach die Orangen filetieren. Dafür das Fruchtfleisch zu feinen Scheibchen schneiden. Eine Orange wird für den Saft ausgepresst.
2. Bei den Datteln die Kerne entfernen, danach in Scheiben schneiden.
3. Orangenfilets mit Datteln, Orangensaft, Zimt und Zitronensaft mischen und für eine Zeit zum Ziehen zur Seite stellen.
4. Zum Anrichten den Salat mit Mandelblättchen garnieren.

Pfirsich-Maracuja-Creme

Zutaten:

Für 4 Personen:

400 g Seidentofu
2 reife Bananen
2 reife Pfirsiche
3 reife Passionsfrüchte
Mark einer halben Vanilleschote

Zubereitung:

1. Die Maracujas (oder auch Passionsfrüchte genannt) halbieren, einen Löffel zur Hand nehmen und das Fruchtfleisch herauskratzen. Im Mixer oder mit dem Pürierstab kurz pürieren. Danach noch einmal alles durch ein Sieb drücken, um das reine Fruchtmark zu erhalten.
2. Bananen und Pfirsiche schälen. Den Pfirsich halbieren und entkernen. Beides in grobe Stücke zerteilen und mit dem Maracuja-Fruchtmus noch einmal mit dem Pürierstab bearbeiten.
3. Den Seidentofu und den Mark der Vanilleschote zur Masse dazugeben und alles zu einer schönen Creme verarbeiten.
4. Creme auf vier Dessertschälchen (oder Gläsern) verteilen. Evtl. noch mit einem halben Pfirsich verzieren.

Info zum Seidentofu:

Seidentofu wird als Joghurt- oder Quarkersatz genommen.
Er ist wesentlich weicher und geschmeidiger als der normale Tofu.

Mandel-Chia-Pudding

Zutaten:

60 ml Mandelmilch
4 EL Chiasamen
20 g gemahlene Mandeln
1 TL Vanillemark (aus einer Schote gekratzt)
60 g Himbeeren
1 TL Kokosblütensirup oder vergleichbare Süße

Zubereitung:

1. *Die Chiasamen in ein Gefäß geben (ein Gläschen oder Ähnliches).*
Milch mit Mandeln und mit dem aus einer Vanilleschote gekratzten Mark verrühren und auf die Chiasamen geben. Mindestens 1 Std. quellen lassen.
2. *Die Himbeeren mit dem Pürierstab mixen und mit dem Kokosblütensirup oder Ähnlichem mischen.*
3. *Den fertig gequollenen Chia-Pudding entweder im Gläschen belassen oder in ein Schälchen umfüllen. Das Himbeer-Püree dann auf den Pudding geben und genießen.*

Bratäpfel

Zutaten:

Für 4 Personen:

4 Äpfel (z. B. Boskop, Hauptsache leicht säuerlich)
30 g Cranberrys
6 EL Mandelblättchen
6 EL Mandelmus
1 Prise Zimt

Für die Soße:

400 ml Mandelmilch
Mark von 1 Vanilleschote
2 TL Johannesbrotkernmehl (alternativ 2 TL Speisestärke)
2 EL Ahornsirup

Zubereitung:

1. *Den Backofen auf 200 °C Ober-/Unterhitze (Umluft 180 °C) aufheizen lassen.*
2. *Bei den Äpfeln den oberen Teil wie einen Deckel abschneiden und mit einem Ausstecher die Kerne entfernen. Es sollte jeweils ein Rand von mindestens 2 cm bleiben.*
3. *2 EL Mandelblättchen und 10 g Cranberrys zur Seite stellen (jeweils ungefähr ein Drittel).*
4. *4 EL Mandelblättchen in der Pfanne ohne Öl anrösten. Vorsicht, kann schnell gehen. Die restlichen 20 g Cranberrys backen.*
5. *Die goldbraun angerösteten Mandeln etwas zerbröseln und mit den gehackten Cranberrys, dem Mandelmus und dem Zimt verrühren.*
6. *Den Mandel-Cranberry-Mix in die Äpfel füllen, diese in den Ofen stellen und für ca. 30 Min. backen.*
7. *Vanilleschote längs aufritzen und das Mark mit einem Löffel oder einem Messer herauskratzen.*
8. *Die Milch auf dem Herd erwärmen und das Mark der Vanille plus Schote und dem Ahornsirup in der Milch aufkochen und noch etwas weiter kochen lassen. Aufpassen, die Milch brennt leicht an.*
9. *2 TL Johannesbrotkernmehl oder Speisestärke in ca. 3-4 EL Milch (aus dem Topf abgenommen) verrühren und unter Rühren zurück in den Topf kippen. Den Inhalt des Topfes weiter kochen lassen, aber den Herd etwas herunterdrehen. Danach die Vanilleschote entfernen.*
10. *Die fertiggebackenen Äpfel mit den restlichen Mandelblättchen und den Cranberrys toppen, den Deckel wieder aufsetzen und mit der noch warmen Vanillesoße übergießen.*

Leichte Gemüsebrühe (Grundrezept)

Zutaten:

Für 4 Personen:

2 Karotten
½ Sellerie
1 Kohlrabi
1 Petersilienwurzel
1 große Zwiebel
1 Stange Lauch
frischer Thymian (1 Zweig)
2 Zweige frischer Rosmarin
2 Lorbeerblätter
ein paar Pfefferkörner
3 Knoblauchzehen
etwas Salz
etwas Nussöl
etwa 1,5 l Wasser

Zubereitung:

1. Von den Karotten, dem Sellerie, dem Kohlrabi, der Petersilienwurzel, der Zwiebel und dem Knoblauch die Schale entfernen und zerkleinern.
2. Den Lauch gut waschen, danach in Ringe schneiden.
3. Wasser auf dem Herd mit dem klein geschnittenen Gemüse erhitzen. Wenn es kocht, Thymian, Rosmarin, Lorbeerblätter, Pfefferkörner und den gehackten Knoblauch in das kochende Wasser geben.
4. Die Suppe für eine gute Stunde köcheln lassen.
5. Nach Ende der Garzeit Suppe abseihen, mit Salz würzen und mit Nussöl verfeinern.

Man erhält hier eine klare Brühe.
Wer mag, kann das Gemüse auch in der Flüssigkeit lassen, die Garzeit dann allerdings verringern, sodass das Gemüse noch leichten Biss hat.

Basische Kartoffelsuppe

Zutaten:

Für 2 Personen:

0,5 l klare, basische Gemüsesuppe aus dem Grundrezept (alternativ 1 EL Gemüsebrühe (Instant-Bio) in Wasser aufgelöst)
500 g festkochende Kartoffeln
1 große Zwiebel
evtl. etwas frische Petersilie

Zubereitung:

1. Kartoffeln in nicht zu kleine Würfel schneiden, vorher schälen.
2. Die abgezogene Zwiebel kleinhacken.
3. *Die klare Suppe (oder die Gemüsebrühe) zum Kochen bringen, die Kartoffel- und Zwiebelstücke hineingeben und gar kochen.*
4. *Als Garnitur auf die Suppenschälchen frische, gehackte Petersilie streuen.*

Wer möchte, kann die Suppe auch zum Schluss mit dem Pürierstab zu einer Kartoffelcreme-Suppe verarbeiten. Dafür am Anfang darauf achten, dass die Kartoffeln nur gerade so mit Brühe bedeckt sind, damit das Endprodukt nicht zu flüssig wird. Anschließend mit einem Klecks Creme fraîche verfeinern. Petersilie darüber streuen und fertig!

Bunter Bohneneintopf

Zutaten:

Für 2 Personen:

350 g frische, grüne Bohnen
350 g Kartoffeln
250 g Möhren
1 große Zwiebel
¾ l Gemüsebrühe aus dem Grundrezept (alternativ 3 TL Gemüsebrühe (Instant-Bio) in Wasser aufgelöst)
Kräuter der Provence
Bohnenkraut
1 EL Rapsöl
Pfeffer nach Geschmack

Zubereitung:

1. *Die Bohnen putzen und evtl. kleiner schneiden (4-5 cm lang).*
2. *Kartoffeln und Möhren in Würfel oder Streifen schneiden, Zwiebel hacken. Alles vorher schälen.*
3. *Die klein gehackte Zwiebel im heißen Rapsöl glasig anbraten.*
4. *Die Bohnen, Kartoffeln und Möhren dazugeben und alles kurz mitbraten. Mit der Brühe ablöschen, alles zum Kochen bringen, die Kräuter zugeben und alles bissfest garen.*
5. *Mit Pfeffer abschmecken.*
6. *Auf tiefen Tellern anrichten.*

Zusätzlich kann noch frische gehackte Petersilie auf den Eintopf gestreut werden.

Vegane Kürbis-Creme-Suppe

Zutaten:

Für 2-3 Personen:

480 g Porree, Sellerie, Karotten und Kartoffeln (je 120 g)
1 Hokkaidokürbis
1 l Gemüsebrühe aus Grundrezept (alternativ Bio-Gemüsebrühe (Instant) in Wasser aufgelöst)
Salz, Pfeffer und Muskatnuss
2 EL Rapsöl

Zubereitung:

1. *Aus dem Kürbis mit einem Löffel die Kerne ausschaben. Dafür diesen vorher halbieren. Anschließend die Schale entfernen und das feste Fleisch klein schneiden.*
2. *Den gewaschenen Porree in Ringe schneiden, den Sellerie, die Karotten und die Kartoffeln erst schälen und dann würfeln.*
3. *Das klein geschnittene Gemüse in erhitztem Öl für 3-5 Min. kräftig anbraten, dann mit der Gemüsebrühe ablöschen und alles zum Kochen bringen.*
4. *Die Suppe für 20-30 Min. köcheln lassen. Zwischendurch probieren und Acht geben, dass das Gemüse nicht zu weich wird.*
5. *Zum Schluss mit Salz, Pfeffer und Muskatnuss abschmecken.*

Wildkräutersuppe

Zutaten:

Für 4 Personen:

¾ l Gemüsesuppe aus Grundrezept (oder Bio-Gemüsebrühe (Instant) in Wasser gelöst)
125 g Brennnesseln
25 g Kresse
25 g Sauerampfer
25 g Löwenzahn
2 Frühlingszwiebeln
1 Knoblauchzehe
2 EL Butter
¼ l Schlagsahne
2 Eigelb
1 Prise Salz, Pfeffer und Muskatnuss

Zubereitung:

1. *Die Brennnesseln für etwa 1 Min. ins kochende Salzwasser legen, danach im Eiswasser abschrecken.*
2. *Zwiebeln und Knoblauch abpellen, Zwiebeln in feine Ringe schneiden, den Knoblauch klein hacken.*
3. *Die restlichen Kräuter fein hacken.*
4. *Die Zwiebeln und den Knoblauch in zerlassener, heißer Butter anbraten. Kräuter zugeben, mit der Brühe ablöschen und aufkochen.*
5. *Die Sahne in den Topf geben und einrühren.*
6. *Von der Brühe ein paar EL abnehmen und diese mit den beiden Eigelben verrühren, das Ganze zurück in die Brühe rühren.*

Achtung: Die Suppe darf jetzt nicht mehr kochen, nur noch einmal kurz heiß werden lassen.

Steckrübensuppe mit Kokosmilch

Zutaten:

Für 2 Personen:

2 Kartoffeln
600 g Steckrübe
1 Knoblauchzehe
2 Schalotten
1 daumendickes Stück Ingwer
2 EL Kokosöl
600 ml Gemüsesuppe (Grundrezept oder Bio-Gemüsesuppe (Instant))
200 ml Kokosmilch
Saft aus 1 gepressten Orange
Je 1 Prise Curry, Anis, Piment und Salz
2 Frühlingszwiebeln
ein paar Zweige frischer Kerbel

Zubereitung:

1. *Die geschälten Steckrüben und Kartoffeln in Würfel schneiden.*
2. *Die Schalotten, den Knoblauch und den Ingwer von der Schale befreien und hacken.*
3. *Um den Saft der Orangen zu pressen, diese vorher halbieren.*
4. *Schalotten, Knoblauch und Ingwer im erhitzten Kokosöl in einem Topf andünsten. Steckrüben- und Kartoffelwürfel zufügen und mitbraten.*
5. *Mit der Gemüsebrühe ablöschen, den gepressten Orangensaft und die Kokosmilch zufügen und aufkochen lassen.*
6. *Ca. 15 Min. köcheln lassen, zwischendurch probieren.*
7. *Nach Ende der Garzeit alles mit einem Pürierstab feinpürieren und mit Salz, Curry, Anis und Piment abschmecken.*
8. *Für die Dekoration werden die Frühlingszwiebeln gewaschen, in feine Ringe geschnitten und mit den Kerbelblättern auf der Suppe angerichtet.*

Kichererbseneintopf

Zutaten:

Für 2 Personen:

200 g getrocknete Kichererbsen oder 400 g aus der Dose
1 mittelgroße Zucchini
600 g Kartoffeln
10-12 Cocktailtomaten
1 rote Paprika
1 Knoblauchzehe
1 Stück Ingwer (daumendick)
1 Limette
100 g passierte Tomaten
50 ml Sahne (evtl. Soja)
2 EL Olivenöl
Salz, Pfeffer, Kurkuma
Chili und Kümmel nach Belieben

Zubereitung:

1. Wer getrocknete und unbehandelte Kichererbsen verwendet, muss diese einen Tag zuvor mindestens 12 Stunden in der doppelten Menge Wasser einweichen lassen. Danach das Wasser abgießen, die Erbsen abspülen und im Salzwasser für ca. eine Stunde im kochenden Wasser lassen. Bei längerer Einweichzeit verringert sich die Kochzeit. Nach Ende der Kochzeit die Kichererbsen noch einmal abspülen, in ein Sieb geben und abtropfen lassen.
2. Die geschälten Kartoffeln in kleine Würfel schneiden. Diese dann für ungefähr 20 Min. ins kochende Salzwasser geben und gar kochen, leicht abdampfen lassen.
3. Tomaten, Paprika und Zucchini waschen. Die Zucchini anschließend in schmale Scheibchen, Paprika in grobe Stücke schneiden und die Tomaten in der Mitte durchschneiden. Knoblauch und Ingwer abschälen und feinhacken.
4. Zuerst die Zucchini in heißem Öl anbraten. Erst nach ca. 4-5 Min. Paprika und Ingwer zugeben. Nach weiteren 3 Min. kommen Knoblauch und Tomaten dazu. Unter Wenden würzen und noch einige Minuten weiterbraten.
5. Jetzt die Kartoffeln und die Kichererbsen unter das Bratgemüse mischen (Dosenkichererbsen vorher gut abtropfen lassen). Noch mal kurz weiterbraten lassen.
6. Unter hoher Hitze und unter ständigem Umrühren mit der Sahne und den passierten Tomaten ablöschen, aufkochen und 5 Min. weiterköcheln lassen.

7. Den Saft der Limette direkt in die Gemüsemasse pressen (aufpassen, dass keine Kerne mit hineinfallen). Alles noch einmal würzen – nach Belieben mit Schärfe.

Der Eintopf ist jetzt etwas fester. Wer es lieber flüssiger mag, kann gerne noch etwas Gemüsebrühe bei Punkt 6. zugeben.

Wichtige Infos zu getrockneten Kichererbsen:

Die Kichererbsen müssen eingeweicht und gekocht werden, weil dadurch das Gift Phasin abgetötet wird. Dieses Gift führt im harmlosen Fall zu Übelkeit, Erbrechen und Durchfall, der Verlauf kann aber auch wesentlich schlimmer sein und sogar bis zum Tod führen. Aber bereits nach 15 Min. Kochzeit ist dieser Stoff komplett ungefährlich und kann bedenkenlos verzehrt werden.
Aber Finger weg von rohen Hülsenfrüchten!

Rote-Bete-Suppe mit Mandelschaum

Zutaten:

Für 4 Personen:

1 große Zwiebel
400 g Karotten
500 g rohe, Rote Bete
500 g Äpfel
1 l Gemüsebrühe
1 EL Kokosöl
1 TL Galgant
1 TL Bockshornkleeblätter
1 Prise Salz
4 Stängel frischer Oregano

Für den Mandelschaum:

250 ml ungesüßte Mandelmilch
1 Hokkaidokürbis

Zubereitung:

1. Die abgezogene Zwiebel fein würfeln.
2. Karotten, Äpfel und Rote Bete schälen (bei Rote Bete am besten mit Handschuhen arbeiten, da es zu starken Verfärbungen kommen kann), bei den Äpfeln das Kerngehäuse herausschneiden und alles in kleine Stücke schneiden.
3. Den Backofen auf 160 °C Ober-/Unterhitze vorheizen.
4. Zwiebelwürfel in heißem Öl in einem Topf glasig andünsten.
5. Karotten, Äpfel und Rote Bete dazugeben, kurz mitbraten, dann mit Gemüsebrühe ablöschen. Galgant, Bockshorn, Salz und Oregano beifügen und zum Kochen bringen. 20 Min. weiter kochen lassen. Die Rote Bete zwischendurch testen, ob sie gar ist.
6. In der Zwischenzeit dem Kürbis die Kerne entfernen, die äußere Schale entfernen und das feste Fruchtfleisch zu feinen Streifen verarbeiten. Diese jetzt auf Backpapier für ungefähr 20 Min. in den Backofen zum Trocknen schieben.
7. Wenn das Gemüse gar ist, dieses mit einem Pürierstab fein mixen.
8. Die Mandelmilch erhitzen und mit einem Schneebesen oder einem Milchaufschäumer schaumig aufschlagen.
9. Die Suppe in Schälchen anrichten, einen Klecks Mandelmilchschaum aufsetzen und mit Kürbischips garnieren.

Infos zu Galant:

Galant ist eine Wurzel und gehört zum Ingwergewächs. Es gibt ihn als scharfe und milde Sorte, kaufen kann man ihn getrocknet, frisch oder als Pulver. Galant wird zudem eine entzündungshemmende Wirkung nachgesagt und er ist in der asiatischen Küche kaum mehr wegzudenken.

Basische Curry-Karotten-Suppe

Zutaten:

Für 2 Personen:

½ l Gemüsesuppe (Grundrezept oder alternativ 1 EL Bio-Gemüsebrühe (Instant) in Wasser gelöst)
250 g Karotten
2 EL Olivenöl
2 EL Hefeflocken
1 Zwiebel
1 TL Curry (oder mehr, je nach Geschmack)
Kräutersalz und Pfeffer nach Geschmack

Zubereitung:

1. Karotten reiben, Zwiebel in feine Würfel hacken. Schale vorher entfernen.
2. Karotten und Zwiebeln in heißem Öl zusammen anbraten.
3. Nachdem mit der Gemüsebrühe abgelöscht wurde, den Deckel aufsetzen und gar köcheln lassen. Das dauert etwa 10 Min.
4. Dann die Hefeflocken zufügen und mit Kräutersalz und Pfeffer aus der Mühle abschmecken.
5. Alles mit dem Pürierstab fein mixen und nochmals kurz aufkochen lassen.

Infos zu Hefeflocken:

Das sind gepresste Flocken aus Hefe.
Sie sind sehr nahrhaft, würzig und vitaminreich.
In der veganen Küche werden sie vielfach eingesetzt, z. B. als Käse- oder Fleischersatz, aber auch zur Bindung.
Ein Nachteil ist allerdings, dass die Flocken nicht lange haltbar sind.

Süßkartoffelsüppchen

Zutaten:

Für 4 Personen:

1,5 l Gemüsebrühe (Grundrezept oder alternativ 3 EL Bio-Gemüsebrühe (Instant) in Wasser aufgelöst)
1 Süßkartoffel
150 g Karotten
1 Zwiebel
2 Zehen frischer Knoblauch
200 ml Sahne
3 EL Olivenöl
1 Bund frische Petersilie
1 Schuss Sojasoße

Zubereitung:

1. Die Süßkartoffel und Karotten schälen und würfeln.
2. Die von der Pelle abgezogene Zwiebel und die abgezogenen Knoblauchzehen in Würfel oder feine Stücke teilen.
3. Die Petersilie muss nun gehackt werden, aber vorweg waschen und wieder trocken tupfen.
4. In einem mit heißem Öl erhitzten Topf jetzt die Zwiebelwürfel geben, Knoblauch, Süßkartoffeln und Karotten ebenfalls zugeben, durchrühren und mit andünsten.
5. Ein Schuss Sojasoße zum Ablöschen nutzen, dann mit der Gemüsebrühe auffüllen. Die Suppe zum Kochen bringen und etwa 20 Min. auf kleinerer Hitze am Kochen halten. Den Garpunkt zwischendurch testen.
6. Hinterher alles fein pürieren, verfeinert wird nun mit Sahne und frischer, gehackter Petersilie.

Orientalische Kürbiscremesuppe

Zutaten:

Für 3-4 Personen:

200 ml frisch gepresster Apfelsaft (oder Karottensaft)
600 ml Gemüsebrühe (Grundrezept oder 1,5 EL Bio-Gemüsebrühe (Instant) in Wasser gelöst)
1 EL Butter
4 EL gehackte Mandeln oder Haselnüsse
500 g Hokkaidokürbis
2 Kartoffeln
120 ml Sahne
½ Zitrone
1 Zwiebel
1 Stück Ingwer (daumendick)
1 Prise Zimt, Salz und Pfeffer

Zubereitung:

1. *Um an das Fruchtfleisch des Kürbisses zu gelangen, diesen aufschneiden und mithilfe eines Löffels dessen Kerne entfernen. Nun einfach die äußere Schale vom Fruchtfleisch trennen und das feste Fleisch in essbar große Würfel schneiden.*
2. *Die Kartoffeln schälen, würfeln, Zwiebel abziehen und hacken, den Ingwer nach dem Schälen ebenfalls fein hacken.*
3. *Die Zwiebelstücke in einem Topf mit zerlassener Butter anschwitzen. Kürbis, Kartoffeln und Ingwer zugeben, kurz mitbraten und mit der Gemüsebrühe ablöschen. Für mindestens 20 Min. köcheln lassen.*
4. *Währenddessen die gehackten Mandeln oder Haselnüsse anrösten. Dafür eine Pfanne ohne Öl verwenden.*
5. *Nach Ende der Garzeit des Gemüses alles mit dem Pürierstab fein mixen. Die halbe Zitrone über der Cremesuppe auspressen, Apfelsaft (oder Karottensaft) und Sahne dazu geben und durchrühren.*
6. *Jetzt alles mit Gewürzen abschmecken.*
7. *Zum Garnieren die angerösteten Mandeln über die Suppe streuen.*

Kohlsuppe

Zutaten:

Für 3-4 Personen:

1 Kohl (z. B. Weißkohl)
1 Bund Suppengemüse
1 l Gemüsebrühe
3 Knoblauchzehen
2 EL Rapsöl
150 g Champignons
2 Lorbeerblätter
Salz, Pfeffer, Muskatnuss

Zubereitung:

1. *Die ersten Blätter des Kohls entfernen, den Strunk abschneiden und alles in mundgerechte Stücke schneiden.*
2. *Suppengemüse schälen und alles zu Würfeln verarbeiten.*
3. *Knoblauch abziehen und fein hacken.*
4. *Champignons in Viertel teilen, vorher mit einem Küchentuch oder einer Gemüsebürste putzen. Sehr kleine Pilze einfach einmal mittig durchschneiden.*
5. *Die Kohlstücke werden jetzt in einer Pfanne scharf angebraten. Dafür Öl heiß werden lassen. Er fällt dabei schon etwas zusammen.*
6. *Gemüsewürfel und Knoblauch zugeben, alles kurz mitbraten und mit der Gemüsebrühe aufgießen, Lorbeerblätter zugeben und alles zum Kochen bringen.*
7. *Nach ein paar Minuten Kochzeit die Champignonviertel in die Suppe geben. Alles weiter köcheln lassen.*
8. *Zum Schluss mit den restlichen Gewürzen abschmecken.*

Pilzsüppchen, basisch

Zutaten:

Für 3-4 Personen:

500 g Champignons
1 l Gemüsesuppe (Grundrezept, alternativ instant Bio)
1 große Zwiebel
1 Bio-Zitrone (Saft davon)
Kräutersalz, Pfeffer
1 Bund frische Petersilie
2 EL Olivenöl

Zubereitung:

1. *Die Champignons in Viertel teilen, vorher mit einer Gemüsebürste oder mit Küchenkrepp von Erde befreien.*
2. *Die abgezogene Zwiebel zu kleinen, feinen Stückchen verarbeiten.*
3. *Petersilie waschen, trocken tupfen und hacken.*
4. *Zwiebelstücke und geputzte Pilze zusammen in den mit Öl erhitzten Topf geben und rundherum gut andünsten.*
5. *Nun wird der Zitronensaft benötigt. Hierfür die Bio-Zitrone mittig aufschneiden und direkt auf der Zwiebel-Pilz-Mischung auspressen. Dann durchmischen.*
6. *Eine Hälfte des Topfinhaltes dort belassen, die andere aus dem Topf herausnehmen und beiseitestellen.*
7. *Die Champignons im Topf nun mit der Gemüsebrühe auffüllen, aufkochen und dann auf niedrigerer Temperatur köcheln lassen. Nun mithilfe des Pürierstabes alles zu einer cremigen Suppe verarbeiten.*
8. *Die zur Seite gestellten Pilze nach dem Pürieren zurück in die Suppe kippen.*

Mit Kräutersalz, einer Prise Pfeffer und frischer Petersilie abschmecken.

Lauchcremesuppe

Zutaten:

Für 2 Personen:

2 Stangen Lauch
1 große Kartoffel
2 Karotten
400 ml Gemüsebrühe (Grundrezept oder Bio-Gemüsebrühe (Instant))
2 Stangen Frühlingszwiebeln
Salz, Pfeffer
2 EL Olivenöl

Zubereitung:

1. *Die Lauchstangen gut abwaschen, bevor sie klein geschnitten werden.*
2. *Kartoffel und Karotten schälen und würfeln.*
3. *Nun das Gemüse zusammen in heißem Olivenöl scharf anbraten.*
4. *Mit Gemüsebrühe aufgießen, damit sozusagen ablöschen und alles zum Kochen bringen.*
Alles 10-15 Min. köcheln lassen. Zwischendurch den Garpunkt testen.
5. *Die Frühlingszwiebeln in einer separaten Pfanne anrösten. Vorher dafür waschen und in Ringe schneiden.*
6. *Ist das Gemüse gar, wird es mit dem Pürierstab cremig püriert und mit Salz und Pfeffer abgeschmeckt.*
7. *Zum Anrichten die gerösteten Frühlingszwiebelringe über das Lauchsüppchen geben.*

Pastinaken-Birnen-Süppchen

Zutaten:

Für 2 Personen:

3 Pastinaken
1 Birne
1 EL gekeimte Haferflocken
1 Karotte
400 ml Gemüsebrühe (Grundrezept oder alternativ 1 EL Bio-Gemüsebrühe (Instant) in Wasser gelöst)
1 EL Kürbiskernöl
1 Prise Kräutersalz und Pfeffer
3 EL Olivenöl (zum Braten)

Zubereitung:

1. *Die Karotte mit dem Julienne-Schneider in Spaghetti-Streifen, Pastinaken ohne Schale in Würfel schneiden.*
2. *Die Karotten sollten getrocknet werden. Da nicht jeder einen Dörrautomaten besitzt, kann dies im Backofen passieren. Das dauert aber unter Umständen sehr lange, nämlich bis zu 10 Stunden bei 70 °C Umluft. Wem das zu aufwendig ist, kann die Karotten-Spaghetti hinterher so auf die Suppe legen.*
3. *Die Pastinakenwürfel nun in heißem Öl anbraten und in der Brühe zum Kochen bringen.*
4. *Währenddessen die Birne schälen, entkernen und diese ebenfalls stückeln. Birne zur Pastinakensuppe geben und noch einmal zum Kochen bringen.*
5. *Nun kommt wieder der Pürierstab zum Einsatz. Damit alles feincremig mixen.*
6. *Mit Kräutersalz und Pfeffer abschmecken.*
7. *Wenn die Suppe auf die Teller verteilt worden ist, ein paar Karotten-Spaghetti darauf verteilen, ein paar gekeimte Haferflocken darüber geben und mit Kürbiskernöl verzieren.*

Infos zu den gekeimten Haferflocken finden Sie im Bereich „Frühstück" unter „basisches Müsli-Grundrezept".
Man kann diese aber auch fertig kaufen.

SHAKES UND SMOOTHIES

Grüner Smoothie

Zutaten:

Für 2 Personen:

50 g Spinat
2 Äpfel
1 Banane
½ Avocado
3 entsteinte Datteln
½ Zitrone, Saft davon
200 ml Wasser

Zubereitung:

1. *Den Spinat waschen, trocken tupfen und in den Standmixer geben. 100 ml Wasser dazugeben.*
2. *Äpfel und Bananen in Stückchen schneiden, die Schale vorher wegschneiden, beim Apfel zusätzlich die Kerne entfernen. Die halbe Avocado vom Kern befreien, Schale abziehen und das Fruchtfleisch ebenfalls in Stücke schneiden. Datteln (vom Stein befreit) in Scheiben schneiden.*
3. *Die Zitrone auspressen.*
4. *Zuerst den Spinat mit Wasser mixen.*
5. *Jetzt alle anderen Zutaten beifügen und mit voller Kraft pürieren.*

Apfel-Löwenzahn-Smoothie

Zutaten:

Für 2 Personen:

1 mittelgroßer Apfel
80 g Löwenzahn
½ Salatgurke
120 ml Wasser
2 TL Leinöl

Zubereitung:

1. *Den Apfel entkernen und je nach Geschmack schälen oder die Schale dran lassen.*
2. *Löwenzahnblätter und Salatgurke gut waschen, Gurke grob zerkleinern.*
3. *Den Mixer nun mit allen Zutaten füllen und durchpürieren.*

Eventuell noch etwas Flüssigkeit zufügen, wem es zu dickflüssig ist.

Infos zum Löwenzahn:

Löwenzahn wächst von März bis Oktober, die Blätter dieser Pflanze können bedenkenlos verzehrt werden. Durch seinen extrem hohen Gehalt an Kalium und gesunden Bitterstoffen wird er besonders gerne in der Wildkräuterküche verwendet.
Ernten Sie am besten die zarten, jungen Blätter vor der ersten Blüte. Diese sind besonders aromatisch.

Grüner Eiweißshake

Zutaten:

Für 2 Personen:

100 ml Grapefruitsaft (alternativ Orangensaft oder Kokosmilch)
150 g frischer Grünkohl
1 Apfel
½ Gurke
50 g Sellerie
7 EL geschälte Hanfsamen
1 kleine Banane
15 g frische Pfefferminzblätter
1 TL Leinöl
4 Eiswürfel

Zubereitung:

1. Den Saft aus einer Grapefruit pressen.
2. Grünkohl von unschönen Stellen befreien und waschen.
3. Apfel entkernen, den Sellerie und die Banane schälen (wer möchte, kann die Schale beim Apfel auch dran lassen) und zusammen mit der Gurke alles in Stücke schneiden.
4. Das Obst und Gemüse in den Standmixer füllen. Saft, Hanfsamen, gewaschene Pfefferminzblätter, Leinöl und Eiswürfel ebenfalls hineingeben und alles kräftig durchpürieren.
5. Ist der Shake zu fest oder noch stückig, einfach noch ein Schuss Flüssigkeit (Wasser oder Saft) zugeben und erneut mixen.

Der Standmixer sollte ein wenig Power haben, nicht jeder ist für das Zerkleinern von Eiswürfeln ausgelegt.
Ansonsten die Eiswürfel oder Crushed Ice einfach hinterher in die Gläser geben.
Alternativ kann auch ein Pürierstab verwendet werden.

Wildkräuter-Smoothie

Zutaten:

Für 2 Personen:

100 g Wildkräuter (z. B. Löwenzahn, Brennnessel, Spitzwegerich, Gundermann-Blätter, Brunnenkresse, Schafgarbe, Gänseblümchen, etc.)
2 Bananen
1 Birne
300 ml Mandelmilch

Zubereitung:

1. *Die geputzten Wildkräuter nach dem Waschen gut trocken tupfen.*
2. *Bananen und Birne schälen, Birne vom Gehäuse befreien. Obst in Stücke schneiden.*
3. *Die Wildkräuter, das Obst und die Milch gemeinsam im Mixer kräftig durchmixen.*

Power-Smoothie

Zutaten:

Für 2 Personen:

1 Banane
1 Orange
½ Zitrone
100 g Mango
1 kleines Stück frischer Ingwer
1 Prise Kurkuma
100 ml Wasser

Zubereitung:

1. *Mango schälen und 100 g Fruchtfleisch vom Kern schälen.*
2. *Banane und Orange von der Schale befreien, bei der Orange zusätzlich die weiße, bittere Haut entfernen. Banane in Stücke schneiden, Orange in ihre Hälften zerteilen.*
3. *Den Ingwer abschälen, das geht sehr gut mit dem Sparschäler.*
Alle Obststücke in den Standmixer geben.
4. *Die halbe Zitrone direkt über dem Obst in den Mixer pressen.*
5. *Wasser mit Kurkuma zugeben und alles kräftig mischen.*

Rosenkohl-Himbeer-Smoothie

Zutaten:

Für 2 Personen:

300 g Rosenkohl
250 g TK-Himbeeren (alternativ frisch)
70 g Walnüsse
450 ml Wasser
2 EL Agavendicksaft

Zubereitung:

1. Frischen Rosenkohl putzen, dabei die äußeren Blätter entfernen, danach gründlich waschen und trocken tupfen, zusätzlich halbieren.
2. Walnüsse etwas zerkleinern.
3. Den Rosenkohl mit den Himbeeren, den Walnüssen, Wasser und Dicksaft in einen starken Mixer füllen und mindestens 2 Min. lang gut durchpürieren.

Smoothie mit Papaya und Erdbeeren

Zutaten:

Für 2 Personen:

1 Papaya
ca. 10 Erdbeeren
1 Orange, der Saft davon
½ Banane

Zubereitung:

1. Die Papaya schälen und von den schwarzen Kernen befreien.
2. Erdbeeren waschen, geschälte Banane in grobe Stücke zerteilen.
3. Orange mittig aufschneiden und den Saft in den Mixer pressen.
4. Die restlichen Zutaten dem Saft im Mixer zugeben und mindestens eine Minute mixen.

Gemüsesmoothie

Zutaten:

50 ml Wasser
100 g grüner Blattsalat
(z. B. 50 g Feldsalat und 50 g Rucola)
200 g frischer Brokkoli
½ Bund frische Petersilie
evtl. 1 TL Agavendicksaft

Zubereitung:

1. Die Papaya schälen und von den schwarzen Kernen befreien.
2. Erdbeeren waschen, Banane schälen und in Stücke schneiden.
3. Orange halbieren und auspressen.
4. Petersilie und Blattsalate waschen und trocknen, die Petersilie hacken.
5. Alle Zutaten in den Mixer geben und mindestens eine Minute mixen.

Paprika-Möhren-Shake

Zutaten:

Für 2 Personen:

2 kleinere Möhren (eine davon mit etwas Grün am Kopf)
1 rote Paprika
150 ml reinen Möhrensaft
250 ml Mandelmilch
etwas Salz, Pfeffer und Paprikapulver (rosenscharf)
2 TL Sesamkörner

Zubereitung:

1. Bei beiden Möhren die Schale abschrappen und eine davon in relativ kleine Stücke schneiden (das hilft dem Mixer beim Pürieren). Die andere Möhre längs halbieren, das Grün dabei stehen lassen.
2. Die Paprika häuten (das geht wunderbar mit dem Sparschäler), die Kerne entfernen und klein schneiden.
3. Möhren- und Paprikastücke im Mixer mit dem Möhrensaft und der Milch durchmixen. Mit den Gewürzen nach Belieben abschmecken.
4. In zwei Gläser füllen und jeweils 1 TL Sesam als Topping darüber streuen.

Süßkartoffel-Smoothie

Zutaten:

Für 2 Personen:

1 Süßkartoffel
1 kleiner Apfel
1 Zweig Rosmarin
40 g rote Johannisbeeren
200 ml Kokosmilch
300 ml Wasser
1 Prise Kurkuma
2 Salbeiblätter, wer mag

Zubereitung:

1. *Die Süßkartoffel und den Apfel schälen, Kerngehäuse des Apfels entfernen und beides in für den Shaker passende Stücke schneiden.*
2. *Den Rosmarin und die Salbeiblätter unter Wasser abspülen und trocken tupfen. Nadeln vom Rosmarinzweig abstreifen.*
3. *Süßkartoffel- und Apfelstücke in den Mixer geben, mit der Kokosmilch und dem Wasser auffüllen und kräftig durchpürieren.*
4. *Jetzt Johannisbeeren und etwas Kurkuma zugeben und noch einmal kurz durchmixen.*

Rote Bete-Smoothie

Zutaten:

Für 4 Personen:

4 Knollen gekochte Rote Bete (kann man vakuumiert im Supermarkt kaufen)
4 Äpfel
1 Zitrone, Saft davon
1 Stück Ingwer (daumendick)
500 ml Wasser

Zubereitung:

1. *Beide Hälften der Zitrone auspressen.*
2. *Die Rote Bete-Knollen grob zerteilen (Vorsicht, färbt stark, evtl. Handschuhe anziehen).*
3. *Geschälte Äpfel vierteln, das Kerngehäuse herausschneiden, die Viertel noch einmal zerteilen. Ingwer ebenfalls schälen und kleinhacken. Rote Bete, Äpfel und Ingwer mit dem Wasser in den Mixer geben, Zitronensaft zufügen und pürieren.*

Bei großen Gläser ist die Menge eher für 2 Personen passend.

Ananas-Mango-Kokos-Shake mit Vanille

Zutaten:

Für 2 Personen:

100 g frische Ananas
1 Orange
2 Bananen
2 kleine reife Mangos
2 Maracujas
Mark einer Vanilleschote
150 ml Kokosmilch

Zubereitung:

1. *Die Ananas von der harten Schale befreien und den harten Kern entfernen, 100 g Fruchtfleisch in grobe Stücke schneiden.*
2. *Die Orange mit der weißen Haut schälen und in ihre Stücke zerteilen.*
3. *Mangos mit einem Sparschäler halbieren und das Fruchtfleisch vom Kern schneiden. Es sollte ungefähr 600 g ergeben.*
4. *Bananen pellen und grob stückeln.*
5. *Die Ananas, die Orange, die Bananen, die Mangos und die Kokosmilch in den Mixer füllen.*
6. *Um an das Mark in der Vanilleschote zu gelangen, diese längs aufschneiden und mit einem Messer direkt in den Mixer auskratzen. Das Maracuja-Fleisch ebenfalls aus den Hälften direkt dort hineingeben.*
7. *Schön durchmixen. Bei zu wenig Flüssigkeit evtl. noch etwas Kokosmilch oder frischen Orangensaft zugeben.*

Grüner Smoothie aus Sellerie und Apfel

Zutaten:

1 grüner, säuerlicher Apfel (Granny Smith)
1 Stange Sellerie
1 Zitrone
3 Blätter Pfefferminze
75 ml frischer, natürlicher Apfelsaft
150 ml Wasser

Zubereitung:

1. *Den entkernten Apfel grob in Stücke teilen. Die Schale dabei dran lassen, aber vorher gut waschen.*
2. *Den Sellerie in Stücke schneiden.*
3. *Die Zitrone halbieren, der Saft wird nach dem Apfel und dem Sellerie direkt in den Mixer gepresst.*
4. *Die Apfelstücke und den Sellerie in den Mixer füllen, Zitronensaft dazugeben, dann Pfefferminzblätter, Apfelsaft und Wasser einfüllen.*
5. *Gut durchmixen, in ein Glas oder zwei kleine Gläser gießen und schmecken lassen.*

Smoothie aus Beeren

Zutaten:

Für 2 Personen:

1 Stück Ingwer (daumendick)
100 g Himbeeren
100 g Heidelbeeren
100 g Brombeeren
200g Erdbeeren
100 ml Mandelmilch
2 TL Agavendicksaft
1 TL Traubenkernöl (oder alternativ Rapsöl)
250 ml Wasser
2 Pfefferminzblätter

Zubereitung:

1. *Den mit einem Sparschäler geschälten Ingwer in feine Würfel hacken.*
2. *Die Beeren gut abwaschen und trocken tupfen, die Erdbeeren halbieren, sollten sie etwas größer sein.*
3. *Den Ingwer und die Beeren in den Standmixer geben. Mit Milch und Wasser aufgießen und pürieren.*
4. *Das Öl hinzufügen und noch einmal kurz durchmixen.*

Zum Garnieren Eiswürfel mit in die Gläser geben und jeweils mit einem Pfefferminzblatt dekorieren.

Smoothie aus Spinat, Gurke, Kiwi und Banane

Zutaten:

1 Banane
2 Kiwis
1 Salatgurke
1 Limette, Saft davon
20 g grüne Sellerieblätter
50 g Spinat
200 ml Wasser

Zubereitung:

1. *Banane, Salatgurke und Kiwis schälen, in grobe Stücke teilen.*
2. *Den gut geputzten und gewaschenen Spinat wieder trocken tupfen.*
3. *Das ganze Obst mit der Gurke und dem Spinat in den Mixer geben.*
4. *Limette halbieren und den Saft direkt in den Mixer pressen.*
5. *Zum Schluss das Selleriegrün mit dem Wasser in den Mixer geben und ordentlich mixen.*

SNACKS, DIPS, MUS UND AUFSTRICHE

Selbstgemachtes Tahin (Sesammus)

Zutaten:

300 g geschälte Sesamkörner
30 g Sesamöl
40 g Sonnenblumenöl

Zubereitung:

1. *Die geschälten Sesamkörner in einer Pfanne goldbraun anrösten. Achtung, damit die Körner nicht verbrennen, unbedingt aufpassen. Nach dem Rösten auskühlen lassen.*
2. *Die erkalteten Sesamkörner mit den Ölen in den Standmixer (siehe Infos in der Anleitung zu Mandelmus) geben.*
Auch hier lieber zwischendurch pausieren, die Reste von den Wänden des Mixers nach unten drücken und noch einmal langsam beginnend durchmixen.
3. *Es sollte jetzt ein cremiges Mus entstanden sein.*

Die Art der Sesamkörner (geschält oder ungeschält) entscheidet über die Kräftigkeit des Muses. Auch die Wahl des Öls trägt dazu bei. Nehmen Sie beispielsweise ungeschälte Sesamkörner und nur Sesamöl, wird Ihr Mus wesentlich geschmacksintensiver und würziger.
In diesem Rezept wird eine relativ milde Paste hergestellt.

Auch dieses Mus hält sich problemlos in Gläschen eingemacht über mehrere Wochen.

Knusprige Gemüsechips

Zutaten:

Geeignet sind:
Rote Bete, vorgekocht, vakuumiert
140 °C / ca. 45 Min.
Pastinake 130 °C / ca. 30 Min.
Karotten 180 °C / 10-15 Min.
Süßkartoffeln / Kartoffeln
200 °C / 15-20 Min.
Wirsing 130 °C / 30-40 Min.
Grünkohl 130 °C / 30-40 Min.
Rettich 130 °C / ca. 30 Min.

Als Gewürze:

Meersalz, Pfeffer, Paprikapulver, Kräuter der Provence, Curry, Rosmarin, Thymian, Petersilie oder Basilikum, Sesam

Zubereitung:

1. *Das Gemüse nach Wahl schälen und in ganz feine Scheiben hobeln.*
2. *Gemüse, welches sehr viel Wasser enthält (z. B. Rote Bete), vorab auf Küchenkrepp verteilen und mit Salz bestreuen. Nach ca. 15-20 Minuten das Salz wieder gut abwaschen und das Gemüse trocken tupfen.*
3. *Den Backofen vorheizen. Da jedes Gemüse bei anderer Temperatur trocknet, sind die Temperaturen und die Zeit im Ofen neben dem Gemüse aufgeführt.*
4. *Das Gemüse wird vor dem Weg in den Backofen dünn mit Olivenöl bestrichen und anschließend auf dem Blech in den Ofen gestellt. Den Backofen zum Abdampfen der Feuchtigkeit öfters einmal öffnen.*

Grundsätzlich gilt: Lieber mit weniger Temperatur und längerer Zeit im Ofen lassen. Das Gemüse einmal zwischendurch wenden.

Trockenobst, selbstgemacht

Zutaten:

2 kg Äpfel, Birnen, Zwetschgen oder Feigen

Zubereitung:

Am besten kann man sein Trockenobst natürlich in einem Dörrautomaten herstellen. Aber so ein Gerät hat nicht jeder zu Hause. Im Backofen funktioniert es auch, allerdings dauert es sehr viel länger.

1. Das Obst (für welches auch immer Sie sich entscheiden) schälen, die Kerne oder den Stein entfernen und alles in feine Scheiben oder Ringe schneiden.
2. Ein Backblech mit Backpapier vorbereiten (oder auch zwei, je nachdem, wie viel Obst Sie trocknen möchten), darauf noch Küchenkrepp legen und die Obstringe großzügig darauf verteilen.
3. Den Backofen maximal auf 50 °C hochheizen und das Backblech hineinstellen.
Beim Trocknen entweicht Feuchtigkeit, die abdampfen muss. Am besten während des Backens einen Kochlöffel in die Backofentür klemmen.
4. Der Trocknungsvorgang dauert mindestens 6-8 Stunden. Das kommt auf die Dicke des geschnittenen Obstes an.

Haben Sie einen trockenen und warmen Dachboden? Dann lassen sich Apfel- oder Birnenringe auch gut auf eine Schnur ziehen und dort trocknen.

Zur Lagerung am besten in luftdichte Gläser füllen und vor Sonnenlicht schützend in der Speisekammer aufbewahren. Feuchtigkeit auf jeden Fall vermeiden.

Basische Salsa

Zutaten:

Für 2 Personen:

1 Zwiebel
5 größere Tomaten
4 Knoblauchzehen
½ Zitrone, Saft davon
3 EL Olivenöl
1 Prise Salz
1 Prise Pfeffer
Optional: 3 kleine Chilischoten

Zubereitung:

1. Die Tomaten und, falls gewünscht, die Chilis waschen, Tomaten in kleine Stücke schneiden, Chilis hacken. Zwiebel und Knoblauch nach dem Schälen ebenfalls hacken.
2. Die Zutaten in ein Schälchen geben, das Olivenöl untermischen, die halbe Zitrone darüber auspressen und salzen und pfeffern.
3. Mit dem Pürierstab kurz und groß anpürieren.
4. An einem kühlen Ort aufbewahren, damit es dort gut durchziehen kann.

Schnelle, basische Bohnencreme

Zutaten:

Für 2 Personen:

Kidneybohnen aus der Dose
1 Knoblauchzehe
1 Zwiebel
1 EL Olivenöl
1 TL Gemüsebrühe (Bio)
1 Prise Kräutersalz
1 Prise Pfeffer

Zubereitung:

1. *Die Dose öffnen und die Bohnen in der Spüle in ein Sieb kippen, die Flüssigkeit ablaufen lassen und mit fließendem, frischem Wasser abspülen. Trocknen lassen.*
2. *Abgezogene Zwiebel und Knoblauchzehe kleinhacken.*
3. *Zwiebel und den Knoblauch in einer mit heißem Öl erhitzten Pfanne schön einige Minuten darin andünsten.*
3. *Die Bohnen mit den angedünsteten Zwiebel- und Knoblauchwürfeln in eine Schüssel füllen. Gemüsebrühe, Kräutersalz und Pfeffer zufügen und mit dem Pürierstab cremig mixen.*

Scharfes Petersilienchutney

Zutaten:

Für 2 Personen:

3 Bund Petersilie
100 g Kokosflocken
2 Chilis
1 Stück Ingwer (2-3 cm)
½ Zitrone
3 EL Wasser
1 Prise Meersalz

Zubereitung:

1. *Die gewaschene Petersilie wieder trocken tupfen und hacken.*
2. *Ingwer schälen und fein reiben, Chilis sehr klein würfeln.*
3. *In einer Schale die Petersilie mit den Kokosflocken, den Chilistückchen und dem geriebenen Ingwer mischen. Eine halbe Zitrone darüber auspressen (sollten ca. 3 EL sein). Anschließend Wasser und etwas Salz zufügen.*
4. *Im Standmixer oder mit dem Pürierstab cremig mixen. Evtl. noch einmal nachwürzen, wem es nicht kräftig genug ist.*
5. *An einen kalten Ort zum Durchziehen stellen.*

Bananenchips

Zutaten:

Für 2 Personen:

4 Bananen
1 Zitrone

Zubereitung:

1. *Die geschälten Bananen in gleichmäßig dünne Stücke schneiden, maximal eine Dicke von 5 mm.*
2. *Den Backofen auf 75 °C Ober-/Unterhitze vorheizen.*
3. *Die Bananenscheiben auf ein mit Backpapier ausgelegtes Backblech legen.*
4. *Die Zitrone auspressen. Bananenchips beidseitig mit Zitronensaft einpinseln.*
5. *Das Backblech mittig in den Ofen stellen und die Chips mindestens 3 Stunden lang dort trocknen lassen. Zwischendurch die Backofentür öffnen, um Feuchtigkeit abzulassen. Danach abkühlen lassen. Dann werden sie so richtig knusprig.*

Rucola-Creme

Zutaten:

Für 2 Personen:

100 g Rucola
4 EL Olivenöl
4 EL Sonnenblumenkerne
½ Zitrone, Saft davon
Salz

Zubereitung:

1. *Den geputzten und gewaschenen Rucola trocken tupfen und evtl. etwas kleiner schneiden.*
2. *Jetzt einfach den Salat in ein Gefäß geben, alle anderen Zutaten zufügen und mit dem Pürierstab fein mixen.*
3. *Die halbe Zitrone auspressen und den Saft in die Rucola-Creme gießen.*
4. *Am Schluss mit Salz abschmecken. Noch einmal gut durchrühren.*

Frühlingsquark aus gekeimten Sonnenblumenkernen

Zutaten:

Für 4 Personen:

150 g Sonnenblumenkerne
1 kleine Zwiebel
1 Knoblauchzehe
1 Zitrone
½ TL Bockshornkleesamen
1 TL Salz
100 ml Mandelmilch
1 Prise Pfeffer, Paprikapulver
1 Bund Schnittlauch

Zubereitung:

1. *Die Sonnenblumenkerne keimen lassen. Dafür müssen die Kerne eine Nacht in Wasser eingeweicht werden. Am Morgen das Wasser abkippen, die Kerne gut durchspülen und im Sieb stehen lassen. Abends erneut unter Wasser abspülen, im Sieb belassen. Das Ganze am nächsten Tag morgens und abends wiederholen. Jetzt müssten die Keime deutlich zu sehen sein.*
2. *Kleine Würfel aus der geschälten Zwiebel und dem geschälten Knoblauch hacken.*
3. *Die gekeimten Sonnenblumenkerne mit dem Knoblauch und den Bockshornkleesamen in den Standmixer geben.*
4. *Zitrone halbieren und direkt über dem Mixer auspressen. Mandelmilch zugeben.*
5. *Durchmixen.*
6. *Den frischen und gewaschenen Schnittlauch wieder trocken tupfen und in kleine, feine Röllchen schneiden.*
7. *Die Creme aus dem Mixer in eine Schüssel füllen, Schnittlauch und Zwiebel unterheben und mit Salz, Pfeffer und evtl. Paprikapulver abschmecken.*

Cashew-Möhre-Apfel-Aufstrich

Zutaten:

Für 4 Personen:

1 Handvoll Cashew-Kerne
1 Knoblauchzehe
2 Schalotten
1 Stück Ingwer (daumendick)
2 Möhren
2 säuerliche Äpfel
Saft einer Zitrone
2 EL Rapsöl
1 EL Agavendicksaft
frischer Thymian, etwa 5 Zweige
etwas Salz und Pfeffer

Zubereitung:

1. *Als Erstes die gehackten Cashews in einer Pfanne goldbraun anrösten. Dabei kein Öl verwenden.*
2. *Die Schalotten, den Knoblauch und den Ingwer kleinhacken. Vorher alles schälen.*
3. *Die Möhren mit einem Sparschäler von der Schale befreien. Fein reiben. Den entkernten und geschälten Apfel klein schneiden, am besten in Würfel.*
4. *Thymianzweige abbrausen, trocken tupfen, die Nadeln abstreifen und fein hacken.*
5. *Die Zwiebeln mit Knoblauch und Ingwer in heißem Rapsöl in der Pfanne andünsten.*
6. *Jetzt die geriebene Möhre zugeben und kurz mitbraten. Dann die Apfelstückchen und den Thymian zugeben.*
7. *Die Zitrone halbieren, über der Pfanne auspressen, Agavendicksaft unterrühren, alles aufkochen und etwas einkochen lassen.*
8. *Die eingekochte Masse in ein Gefäß geben, die gerösteten Cashews zufügen und alles mit dem Pürierstab grob und kurz anpürieren.*
9. *Nach Geschmack mit Pfeffer und Salz würzen, in Gläschen im Kühlschrank aufbewahren.*

Avocado-Salsa

Zutaten:

Für 2 Personen:

2 reife Avocados
1 Zitrone, Saft davon
1 Schalotte
½ Chilischote
1 große Tomate
ein paar Blätter Koriander
frische Petersilie
frischer Schnittlauch
Salz und Pfeffer

Zubereitung:

1. Die Avocados schälen, halbieren, Kerne entfernen und in einem Schälchen mit einer Gabel zerdrücken.
2. Abgezogene Schalotte würfeln, gewaschene Tomate ebenfalls in Stückchen schneiden. Beides zur Avocadocreme geben.
3. Chilischote und die gewaschenen und getrockneten Kräuter klein schneiden. Der Masse zufügen.
4. Alles gut durchrühren. Mit Salz und Pfeffer abschmecken.

Die perfekte Beilage für Ihre gekochten Kartoffeln. Auch als ganz normaler Aufstrich sehr gut zu verwenden.

Guacamole

Zutaten:

2 reife Avocados
1 Limette
1 Zwiebel
1 Knoblauchzehe
½ Jalapeño
frische Korianderblätter
Salz

Zubereitung:

1. *Die Avocados halbieren, entkernen, schälen und in der Schüssel zerdrücken. Dafür eignet sich am besten eine Gabel.*
2. *Geschälte Zwiebel und Knoblauchzehen fein hacken. Jalapeño in der Mitte längs aufschneiden, die Kerne entnehmen und ebenfalls sehr klein hacken. Wer es gerne richtig feurig scharf mag, kann die Kerne der Jalapeño in der Schote lassen.*
3. *Limette aufschneiden und auspressen.*
4. *Den Koriander waschen, trocknen und klein schneiden. Einen kleinen Teil der geschnittenen Blätter zur Seite legen.*
5. *Zwiebel, Knoblauch, Jalapeño, 2 EL Limettensaft und Korianderblätter zur Avocado geben und gut durchrühren.*
6. *Mit Salz abschmecken.*
7. *Die beiseitegelegten Korianderblätter zum Schluss über die Guacamole streuen.*

Gebackene Tomaten mit Olivenöl und Knoblauch

Zutaten:

600 g kleine bis mittelgroße Tomaten
5 Zweige frischer Rosmarin
5 Knoblauchzehen
Olivenöl, ca. 75 ml
Salz, Pfeffer

Zubereitung:

1. *Den Backofen auf 200 °C Ober-/Unterhitze vorheizen.*
2. *Die gewaschenen Tomaten trocken reiben. Dann quer halbieren, den unteren Teil jedoch zu 2/3 stehen lassen.*
3. *Tomaten im Ofen ca. 15 Min. lang grillen. Dafür diese auf ein Backblech setzen, Backpapier unterlegen. Danach auskühlen lassen.*
4. *Den Rosmarin waschen und trocken schütteln, Zwiebeln und Knoblauch abziehen und klein schneiden.*
5. *Die Tomaten in eine Auflaufform setzen, den Rosmarin und den Knoblauch darüber verteilen, pfeffern und salzen.*
6. *Olivenöl über die Tomaten träufeln, abdecken und 24 Stunden ziehen lassen.*

Humus

Zutaten:

50 g getrocknete Kichererbsen oder 100 g aus der Dose
½ Zitrone
3 EL Tahin
1 Knoblauchzehe
1 Bund frische Petersilie
50 ml Olivenöl
1 Prise Salz, Pfeffer, Paprikapulver evtl. etwas Kümmel

Zubereitung:

1. *Bei getrockneten Kichererbsen:*
Diese über Nacht, eingeweicht in kaltem Wasser, stehen lassen. Danach Wasser abschütten und die Erbsen ungefähr 2 Stunden kochen lassen. Den Schaum, der sich beim Kochen bildet, mit einer Schaumkelle ab und zu abnehmen.
Bei fertig gekochten Kichererbsen (aus der Dose):
Die Dose öffnen und die Erbsen direkt in ein Sieb in der Spüle kippen und abtropfen lassen. Noch einmal mit klarem Wasser abspülen.
2. *Knoblauch abziehen, gewaschene Petersilie trocken schütteln und beides hacken.*
3. *Erbsen mit dem Tahin, dem Knoblauch, der Petersilie, dem Öl und den übrigen Gewürzen in ein Gefäß geben.*
4. *Zitrone halbieren und den Saft einer Hälfte zu den Zutaten pressen.*
5. *Alles mit dem Pürierstab fein mixen.*

Die Konsistenz kann hinterher noch durch Öl, Tahin oder Zitrone verändert werden.

Das Tahin-Rezept finden Sie unter „Snacks, Dips, Mus und Aufstriche“ weiter oben.

Mango-Gurken-Salsa

Zutaten:

1 Salatgurke
1 Mango
1 Schalotte
1 Prise Salz und Chiliflocken
2 Limetten
½ Bund Koriander

evtl. etwas Agavendicksaft

Zubereitung:

1. *Die gewaschene Gurke längs aufschneiden und die beiden Hälften in Würfel schneiden.*
2. *Mango halbieren und vom Kern befreien. Das Fruchtfleisch ebenfalls würfeln.*
3. *Schalotte abziehen und fein hacken.*
4. *Den Koriander waschen, trocken schütteln und grob hacken.*
5. *Die Limetten aufschneiden und den Saft auspressen. Diesen mit Salz und Chiliflocken würzen. Wem das zu säuerlich ist, kann noch etwa Agavendicksaft zufügen.*
6. *Gurke, Mango und Schalotte in ein Schälchen geben, den Saft zufügen und umrühren. Die Korianderblätter erst zum Schluss zur Salsa geben, damit sie knackig bleiben.*

Dattelsirup

Zutaten:

200 g entkernte Datteln
1 Vanilleschote
1 TL Zimt
½ frische Zitrone
370 ml Wasser

Zubereitung:

1. *Den Backofen auf 120 °C bei Ober-/Unterhitze vorheizen.*
2. *Eine Hälfte der Datteln (ca. 100 g) jetzt im Backofen für ungefähr 40 Min. backen.*
3. *Die andere Hälfte der Datteln klein schneiden und diese, aufgefüllt mit Wasser, in einen Topf geben.*
4. *Die Vanilleschote längs aufschneiden und das Mark mit in das Wasser geben. Wer einen stärkeren Vanillegeschmack haben möchte, die Schote ebenfalls zufügen.*
5. *Die Zitronenhälfte über dem Wasser auspressen, aber erst einmal nicht so viel hineingeben, etwa 1-2 EL.*
6. *Nun den Zimt als zusätzliches Gewürz mit in das Wasser rühren.*
7. *Das Wasser unter starker Hitze zum Kochen bringen. Alles etwa 30 Min. köcheln lassen.*
8. *Jetzt kommen die gebackenen Datteln mit dazu. Diese einfach mit ins köchelnde Wasser schütten und alles noch einmal ca. 15 Min. weiterkochen lassen. Danach den Topf vom Herd nehmen, Vanilleschote entfernen und einfach 2 Stunden abgedeckt stehen und kalt werden lassen.*
9. *Nun mit dem Pürierstab alles fein pürieren.*
10. *Die pürierte Dattelmasse jetzt in ein Geschirrhandtuch füllen und noch einmal kräftig ausdrücken. Anschließend das Mus in Gläschen abfüllen und im Kühlschrank aufbewahren (haltbar etwa 2 Wochen, also am besten in nicht so großen Mengen vorbereiten).*

Dattelmus kann leicht als Ersatz für Honig oder andere Süßungsmittel verwendet werden.
Da er sehr kalorienreich ist, am besten etwas sparsamer einsetzen. Allerdings beinhaltet er auch eine Menge an Kalium, Calcium, Magnesium und wertvollen Aminosäuren.
100 g Datteln enthalten ca. 50-70 g Zucker, somit ist kein zusätzlicher Zuckerzusatz bei der Zubereitung nötig.

Sriracha-Sauce

Zutaten:

200 g Bio-Chilischoten
4 Knoblauchzehen
1 EL Süße (normalerweise Rohrzucker, als Ersatz in diesem Fall Agavendicksaft)
1 gehäufter TL Salz
2 EL Wasser
2-3 EL Essig

Zubereitung:

1. *Chilischoten je nach gewünschter Schärfe zubereiten. Nach dem Waschen entweder mit oder ohne Kerne klein schneiden (mit Kernen wird die Sauce sehr scharf, die Chilisorte ist aber auch entscheidend).*
2. *Den geschälten Knoblauch zu kleinen Würfeln hacken.*
3. *Die Chilis und den Knoblauch in ein Gefäß geben, Zucker (oder Dicksaft), Salz und etwas Wasser zufügen und alles mit dem Pürierstab grob und kurz anpürieren.*
4. *Die Masse jetzt randvoll in ein Gläschen füllen (es müssten ca. 250 ml sein) und luftdicht verschließen.*
Will man es ganz genau machen, so kocht man Deckel und Gummiring ein paar Minuten im Wasser, dann Deckel und Gummi mit einer Zange auf das Glas drehen, umgedreht (ohne den Deckel zu berühren) auf ein Handtuch stürzen und dort trocknen lassen.
5. *Das fertige Glas jetzt ohne Sonnenlicht, aber bei Zimmertemperatur mindestens drei Tage stehen lassen (am besten in der Speisekammer). Jetzt beginnt die Gärung!*
6. *Nach den drei Tagen die Masse zusammen mit dem Essig in einen Topf geben und zum Kochen bringen. Hinterher nochmal abschmecken. Eventuell noch etwas Süße zugeben.*
7. *Nun alles mit dem Pürierstab fein mixen und wieder in ein Glas, oder in zwei kleinere Gläser, umfüllen.*

Im Kühlschrank hält sich die Sauce etwas 4 Wochen!

Selbstgemachtes Mandelmus

Zutaten:

Höchstens 500g ungeschälte Mandeln
Jeweils eine Prise Zimt und Salz

Zubereitung:

Um Mandelmus selbst herzustellen, muss ein Hochleistungsmixer (mindestens 1000 Watt) vorhanden sein, da sonst nur Mandelmehl, aber kein Mus hervorgebracht wird. Eine für diese Zubereitungsart ausgelegte Küchenmaschine kann natürlich auch verwendet werden.

Der ganze Vorgang dauert gerade einmal fünf Minuten. Aber die Anweisungen sollten genau befolgt werden.

1. Mandeln vorab im Backofen anrösten. Dafür den Backofen auf 150 °C bei Ober-/Unterhitze vorheizen und die Mandeln darin für maximal 5-7 Minuten anrösten. Dabei immer wieder in den Ofen schauen, da die Mandeln leicht verbrennen. Wenn die Mandeln zu lange rösten, wird zudem zu viel Mandelöl verdampft. Dieses ist aber für die Cremigkeit des Mandelmuses wichtig.
2. Die etwas abgekühlten, angerösteten Mandeln in den Mixer geben, Salz und Zimt zufügen.
3. Auf nicht so hoher Stufe ungefähr eine Minute zu Nussmehl verarbeiten. Eine kurze Pause einlegen und das Mandelpulver von den Wänden nach unten schieben. Ein Silikonschaber kann dafür wunderbar eingesetzt werden.

4. Jetzt für weitere 2 Minuten den Mixer starten. Dabei wieder auf kleiner Stufe anfangen und erst nach ca. 30 Sekunden die Leistung langsam hochdrehen. Jetzt beginnt erst der Austritt des Mandelöls und die Masse wird langsam breiig. Nach den 2 Minuten wieder pausieren und die Masse nach unten drücken.
5. Nun den kompletten Punkt 4 noch einmal wiederholen. Danach sollte ein weiches, cremiges Mus entstanden sein.

Das Mus lässt sich eingemacht in kleinen Gläsern gut lange lagern.
Dafür die Gläser vorher heiß ausspülen, das Mus einfüllen, Gläser gut zudrehen und umgedreht zum Abkühlen stellen. Am besten ein Küchenhandtuch darunterlegen.

Den gleichen Vorgang kann man auch mit Haselnüssen und Cashews durchführen, aber Nüsse immer vorher anrösten!

BOWLS

Smoothie-Bowl

Zutaten:

Für 2 Personen:

1 Apfel
4 Bananen
50 g Blattspinat
6 EL Erdmandelflocken
150 ml Kokosmilch
2 Kiwis
4 EL Chiasamen
125 g Blaubeeren
4 EL Mandelblättchen

Zubereitung:

1. *Die geschälte Banane und den geschälten Apfel verarbeiten, dafür den Apfel ohne Kerne grob stückeln, die Banane in mehrere grobe Stücke teilen.*
2. *Den geputzten und gewaschenen Blattspinat trocken tupfen.*
3. *Apfelstücke, Bananenscheiben, Blattspinat, Erdmandelflocken und Kokosmilch in ein Gefäß geben und pürieren. Das Mus auf einen Teller füllen.*
4. *Kiwis abschälen und in gleichmäßig dünne Scheibchen schneiden.*
5. *Die Kiwi-Scheiben mit den Chiasamen, den Blaubeeren und den Mandelblättchen auf die Smoothie-Creme geben und damit toppen.*

Basen-Bowl

Zutaten:

Für 2 Personen:

1 große, dicke Karotte
1 grüne Chilischote (wer es etwas pikant mag)
1 Frühlingszwiebel
2 EL Sesamöl
1 Zitrone
1 TL ungeschälter Sesam
4 frische Champignons
4 festkochende Kartoffeln
3 EL Sonnenblumenöl
Salz, Pfeffer und Paprikapulver
1 kleiner Blumenkohl
3 EL Olivenöl
etwas Ingwerpulver
50 ml Wasser
½ Bund frische, glatte Petersilie
2 EL Goji-Beeren
2 EL Kürbiskerne
1 Handvoll Rucola
1 Handvoll Feldsalat

Zubereitung:

Diese Bowl besteht aus den Komponenten „Karottensalat, rohen Champignons, Paprika-Kartoffelwürfel, gebratenem Blumenkohl und Toppings".

1. *Die dicke, geschälte Karotte mit dem Sparschäler in Scheibchen hobeln.*

2. *Chilischote und Frühlingszwiebel waschen, Chili in kleine Stückchen schnippeln, Frühlingszwiebel in Ringe schneiden. Beides zu den Karotten geben.*

3. *Aus einer Hälfte der Zitrone den Saft pressen. Zusammen mit Sesamöl und -körnern ebenfalls zu den Karotten geben. Nach gründlichem Umrühren alles beiseitestellen.*

3. *Die Champignons putzen und in Scheiben schneiden.*

4. *Jetzt die geschälten Kartoffeln schneiden, am besten in Würfel.*

5. *Die klein geschnittenen Kartoffeln nun in einer Pfanne mit erhitztem Öl kräftig anbraten. Mit Salz, Pfeffer und Paprika-Pulver würzen. Kartoffeln in ein anderes Gefäß umfüllen, die Pfanne wird weiterverwendet.*

6. *Aus dem Blumenkohl Röschen herausschneiden, vorher aber gut waschen. Etwas größere Röschen noch einmal mittig durch oder direkt in mehrere Scheiben schneiden.*

7. *In der Pfanne das Olivenöl heiß werden lassen und den Blumenkohl darin einige Minuten anbraten, dann mit Wasser auffüllen und aufkochen lassen. Die Röschen bissfest garen. Das Wasser dabei nach und nach verdampfen lassen.*

8. Aus der 2. Zitronenhälfte etwas Saft zugeben und würzen, indem etwas Ingwer, Salz und Pfeffer zugegeben werden.
9. Petersilie und Blattsalate waschen und trocknen, Petersilie hacken. Rucola und Feldsalat getrennt zur Seite stellen.
10. Zum Anrichten als Erstes den Karottensalat auf ein Viertel des Tellers legen, daneben den Feldsalat. Dann Kartoffelwürfel darüber verteilen. In das 3. Viertel kommt jetzt der Blumenkohl, der mit der Petersilie bestreut wird. Nun den Rucola und die Champignons in das letzte Viertel setzen. Als Toppings in die Mitte des Tellers jetzt die Goji-Beeren und die Kürbiskerne drauflegen.

Vegane, mediterrane Bowl

Zutaten:

200 g Naturtofu
7 EL Olivenöl
½ Zitrone
1 EL frisches Basilikum
1 EL Kapern
200 g Pimientos de Padron (in Deutschland Bratpaprika genannt)
1 TL Knoblauchpulver
Salz, Pfeffer und Paprikapulver
600 g Kartoffeln
3 EL Rapsöl
2 EL Polenta (optional)
1 EL Rosmarin, getrocknet
1 kleine Salatgurke
1 Schuss Weißweinessig
1 EL Agavendicksaft
1 EL frischer Dill
2 EL Ajvar
180 g schwarze Oliven

Zubereitung:

1. Den Tofu am Vortag vorbereiten.
Dafür diesen aus der Packung nehmen, die Flüssigkeit abgießen und den Tofu zwischen zwei Platten (am besten zwei Brettchen) legen, das obere Brettchen beschweren und den Tofu so für mindestens eine halbe Stunde auspressen. Am besten ein Geschirrhandtuch darunterlegen und dieses zwischendurch wechseln.
Danach den Tofu in eine Schale zerbröseln und mit 3 EL Olivenöl, dem Saft der halben Zitrone (2-3 EL), dem frischen in Stücke gezupften Basilikum und den Kapern mischen. Über Nacht kalt stellen, am besten in den Kühlschrank.
2. Nun den Backofen auf 220 °C Ober-/Unterhitze (Umluft 200 °C) aufheizen.
3. Die Kartoffeln schälen und in kleine Würfel schneiden.
Diese dann in eine Schale geben, das Rapsöl, den getrockneten Rosmarin, Pfeffer und Salz darüber geben und durchschwenken. Wer möchte, kann in diesem Schritt noch etwas Polenta mit hinzuzugeben. Das macht die Kartoffeln beim Backen knuspriger.
4. Die Kartoffelwürfel auf einem Backblech verteilen (Backpapier nicht vergessen).
5. Die Pimientos (kleine grüne Paprika) mit 2 EL Olivenöl, Knoblauchpulver, Pfeffer, Salz und Paprikapulver in einer Schüssel mischen. Das marinierte Gemüse ebenfalls auf ein Blech mit Backpapier legen.

6. Das Blech mit den Kartoffeln in den heißen Ofen stellen, nach 20 Minuten Backzeit das Blech mit den marinierten Pimientos dazu stellen. In diesem Fall ist Umluft-Hitze die bessere Wahl. Wer Platz auf dem Kartoffelblech hat, kann die Pimientos dort mit auflegen.

7. Jetzt alles für weitere 10-15 Min. backen. Insgesamt beträgt die Backzeit 30-35 Min.

Wenn die Paprika dunklere, blasenbildende Stellen bilden, sind sie perfekt. Nach Ende der Backzeit die Paprika mit Salz betreuen.

8. Die Salatgurke waschen, halbieren und die Hälften noch einmal halbieren, sodass schmale Viertel dabei herauskommen.

9. Den Weißweinessig, Agavendicksaft und den frischen gehackten Dill zu einem Dressing verrühren und über die Gurkenstückchen geben. Einmal gut durchrühren.

10. Den Teller wie folgt anrichten: Im ersten Viertel den Tofu auf den Teller geben, daneben die knusprigen Kartoffelwürfel, im 3. Viertel die gebackenen Pimientos und als Letztes den Salat auffüllen. Den Klecks Ajvar mittig darauf platzieren. Die schwarzen Oliven entkernen, in schmale Scheibchen schneiden und über der Bowl verteilen.

Buddha-Bowl

Zutaten:

Für 2 Personen:

2 Handvoll Blattspinat
4 gehäufte EL Quinoa
1 EL Bio-Gemüsebrühe
1 Süßkartoffel
2 EL Olivenöl
½ halbe kleine Gurke
1 Karotte
1 Tomate
3 gehäufte EL Kichererbsen, getrocknet
2 EL Sriracha-Sauce
2 EL Agavendicksaft
2 TL Tahin (Sesammus)
3 EL Wasser
½ Zitrone
etwas Koriander, Salz und Pfeffer

Zubereitung:

1. Am Vortag mit der Zubereitung der Kichererbsen beginnen.
Die Erbsen müssen über Nacht in Wasser eingeweicht werden. Am nächsten Tag Wasser abgießen, Erbsen mit kaltem, frischem Wasser abspülen und dann ohne Salz im Topf ca. 20 Min. kochen. Danach über einem Sieb abgießen, aber dann zurück in den noch heißen Topf kippen. Agavendicksaft und Sriracha-Sauce mit in den Topf geben und etwas karamellisieren lassen. Anschließend zum Auskühlen beiseitestellen.
2. Den Quinoa nach Packungsanleitung zubereiten und in Gemüsebrühe kochen. Nach Ende der Garzeit die Brühe abgießen und den Quinoa auskühlen lassen.
3. Die geschälte Süßkartoffel zu kleinen Würfeln verarbeiten. Diese dann in einer Pfanne im heißen Olivenöl gut von allen Seiten anbraten, pfeffern und salzen, Pfanne danach zur Seite stellen.
4. Den Blattspinat putzen, waschen und trocknen.
5. Karotte schälen, zusammen mit der gewaschenen Gurke und der Tomate klein schneiden und vermischen.
6. Jetzt das Dressing zubereiten. Dafür das Tahin mit Wasser verrühren. Die halbe Zitrone darüber auspressen, mit gehacktem Koriander, Salz und Pfeffer würzen.
7. Zum Anrichten den Spinat auf einem Teller verteilen, auf einem Drittel den Quinoa, auf einem die Kichererbsen und auf dem letzten Drittel die Salatstücke verteilen. Das Dressing darüber geben. Schmecken lassen!

Infos zur Sriracha-Soße:

Es handelt sich hier um eine scharfe Chili-Sauce. Man kann diese auch ganz leicht selbst machen. Das Rezept finden Sie unter „Snacks, Dips, Mus und Aufstriche".

Veggie-Bowl mit Kürbis

Zutaten:

Für 2 Personen:

4 Zwiebeln
2 rote Paprika
½ Hokkaidokürbis
2 EL Curry-Paste (rot = scharf, gelb = mild)
2 EL Essig (Rotweinessig bevorzugt)
1 EL Olivenöl
250 g Kichererbsen (bereits gekocht aus der Dose)
Pfeffer, Salz und Kümmel
100 ml Raps- oder Traubenkernöl
50 ml Wasser
4 EL Miso-Paste
½ Zitrone
1 EL Tahin (Sesammus)
4 Knoblauchzehen

Zubereitung:

1. *Den Backofen vorbereiten und aufheizen (200 °C Ober-/Unterhitze).*
2. *Drei Schälchen parat stellen.*
3. *Die geschälte Zwiebel in Spalten, gewaschene Paprika in schmale Streifen schneiden.*
4. *Die Schale vom Kürbis entfernen mithilfe mit Hilfe eines Löffels die schwarzen Kerne vom Fruchtfleisch heraustrennen, anschließend würfeln.*
5. *Zwiebel, Paprika und Kürbis jede für sich in die Schälchen füllen.*
6. *Curry-Paste, Essig und Olivenöl verrühren und in die Schälchen aufteilen. Das Gemüse durchrühren.*
7. *Backpapier auf ein Backblech legen und das Gemüse darauf legen, aber getrennt. Dafür 3 Reihen bilden. Alles für 30-40 Min. in den vorgeheizten Backofen stellen.*
8. *Die Kichererbsen über einem Sieb ausgießen, abspülen und abtropfen lassen.*
9. *Jetzt die Kichererbsen anbraten. Dafür diese in eine Pfanne mit heißem Rapsöl füllen. Mit Pfeffer, Salz und etwas Kümmel abschmecken.*
10. *Für das Dressing das restliche Rapsöl, Wasser, die Miso-Paste, den Saft der halben Zitrone, das Tahin und den abgezogenen, zerkleinerten Knoblauch im Standmixer (oder mit einem Pürierstab) fein pürieren.*
11. *Das gebackene Gemüse in einzelnen Häufchen auf den Teller setzen, die gebratenen Kichererbsen zugeben und alles entweder mit Dressing beträufeln oder dazu reichen.*

Bunte Bowl mit Erdnusssauce und Tofu

Zutaten:

Für 2 Personen:

1 Zucchini
50 g Feldsalat
100 g Beluga-Linsen
1 Süßkartoffel
2 Knollen Rote Bete, vorgekocht, vakuumiert
Kräuter, getrocknet
Salz und Pfeffer
Erdnusstofu
1 EL Rapsöl
ein kleines Stück Rotkohl (alternativ einen EL aus dem Glas, dabei auf Zuckerzusatz achten)
1 kleine oder ½ Avocado
2 EL Erdnussmus
1 TL Soja-Sauce
½ TL Dattelsirup (alternativ Agavendicksaft oder Ähnliches)
1 Prise geriebener Ingwer
1 Schuss Wasser

Zubereitung:

1. Die gewaschenen Zucchini in Spaghetti schneiden, dafür einen Julienne-Schäler zur Hilfe nehmen.
2. Backofen vorbereiten, diesen dafür auf 200 °C Ober-/Unterhitze aufheizen.
3. Die Beluga-Linsen nach Packungsanleitung zubereiten, in einem Haarsieb abgießen und zum Abkühlen wegstellen.
4. Während die Linsen kochen, die Süßkartoffel und die Rote Bete schälen (bei der Roten Bete evtl. Handschuhe anziehen, da diese stark färbt) und beides würfeln.
5. Die Würfel nun würzen, am besten mit Kräutern der Provence, Pfeffer und Salz. Auf Backpapier auf dem Blech für 30-40 Min. backen.
6. Den gewürfelten Tofu schön golden anrösten. Dafür eine Pfanne mit Rapsöl vorbereiten und diese erhitzen.
7. Schmale Spalten aus der geschälten und entkernten Avocado schneiden.
8. Den geputzten und gewaschenen Feldsalat mit Küchentuch trocken tupfen.
9. Jetzt Erdnussmus, Soja-Sauce, Dattelsirup, Ingwer und Wasser gut verrühren.
10. Den frischen Rotkohl in ganz feine Streifen hobeln.
11. Auf einem Teller den gehobelten frischen Rotkohl, oder 1-2 EL aus dem Glas, anrichten. Daneben das gebackene Gemüse, den Feldsalat, den gebratenen Tofu und die Linsen geben. Alles mit der Erdnusssauce servieren.

Fruchtige Mango-Smoothie-Bowl

Zutaten:

Für 2 Personen:

2 reife Mangos
4 Orangen, Saft davon
1 große Banane
1 Kiwi
1 EL Kokoschips
1 EL Chiasamen
1 EL Erdmandelflocken

Zubereitung:

1. *Die geschälten und entkernten Mangos als Erstes zu groben Würfeln verarbeiten, einige davon werden für die Deko gebraucht.*
2. *Saft aus den Orangen pressen, diese dafür vorher mittig aufschneiden.*
3. *Die geschälte Banane in grobe Stücke teilen.*
4. *Mangos, Banane und Orangensaft in den Mixer geben und durchpürieren, anschließend in zwei Schalen füllen.*
5. *Kiwi schälen und in Stücke schneiden. Diese mit den restlichen Mangostückchen auf die Creme setzen. Kokoschips, Chiasamen und Erdmandelflocken darüber streuen und anrichten.*

Schnelle Gute-Laune-Breakfast-Bowl

Zutaten:

1 Birne
1 Banane
3-4 EL Soja-Joghurt
1 EL Granola (siehe Rezept in der Kategorie „Frühstück")
1 EL gepuffter Amaranth
1 EL Kürbiskerne
1 EL Kakaonibs
etwas Vanille

Optional:
Agavendicksaft zum Süßen
Trockenfrüchte (siehe Rezept in der Kategorie „Snacks, Dips, Mus und Aufstriche")

Zubereitung:

1. *Birne und Banane schälen, beides in mundgerechte Stücke schneiden, Birne vorher entkernen.*
2. *Den Joghurt mit Süße und Vanille aus der Mühle mischen.*
3. *Obst auf einem Teller anrichten, den Joghurt darüber verteilen und mit den Toppings bestreuen, hier dem Amaranth, den Kürbiskernen, den Kakaonibs und Granola.*

Trockenfrüchte nach Belieben zufügen.

Vegane Süßkartoffel-Brokkoli-Bowl

Zutaten:

Für 2 Personen:

100 g Vollkornreis
1 Süßkartoffel
1 kleiner Brokkoli
4 EL Olivenöl
Salz, Pfeffer und Sesamkörner
50 ml Essig (ideal: Reisweinessig)
2 EL helle Miso-Paste
2 EL Tahin
2 EL Sesamöl
1 EL Ingwer-Pulver
1 EL Agavendicksaft

Zubereitung:

1. Den Backofen vorbereiten (auf 200 °C Ober-/Unterhitze aufheizen).
2. Röschen aus dem gewaschenen Brokkoli, Würfel aus der geschälten Süßkartoffel heraus schneiden. Beides mit 2 EL Olivenöl, dem Sesam, Pfeffer und Salz in einer Schüssel vermischen.
3. Backpapier auf ein Blech legen. Mariniertes Gemüse für etwa 20 Min. auf dem Backblech backen, bis der Brokkoli leicht bräunlich wird.
4. Den Reis nach Packungsanleitung in Salzwasser kochen, dann abgießen, einen Moment abkühlen lassen und in zwei Schälchen füllen.
5. Für das Dressing den Essig, die Miso-Paste, das Tahin, das Sesamöl, 2 EL Olivenöl, Ingwerpulver und den Dicksaft gut vermischen. Konsistenz prüfen, evtl. noch etwas Flüssigkeit nachrühren.
6. Jetzt das gebackene Gemüse über dem Reis verteilen und das Dressing auf das Gemüse geben.

Blitz-Quinoa-Bowl

Zutaten:

90 g Quinoa
180 ml Gemüsebrühe (Bio-instant)
1 EL Soja-Sauce
1 TL Leinöl
1 EL Olivenöl
1 Handvoll Cashew-Kerne
½ Dose Kidney-Bohnen
1 Handvoll Cherrytomaten
½ Avocado
1 Frühlingszwiebel
1 Prise Pfeffer
1 Prise Salz

Zubereitung:

1. *Kidney-Bohnen in ein Sieb schütten, ordentlich abspülen und abtropfen lassen.*
2. *In einer Schüssel den gewaschenen Quinoa mit der kochenden Gemüsebrühe übergießen und einige Minuten ziehen lassen. Die Brühe wird dabei aufgesogen.*
3. *Die Tomaten und die Frühlingszwiebel waschen, Tomaten in kleine Stücke, Zwiebel in Ringe schneiden.*
4. *Nun die Cashews anrösten. Ohne Öl eine Pfanne dafür heiß werden lassen. Dabei aufpassen, dass nichts anbrennt.*
5. *Den Quinoa mit der Soja-Sauce und dem Olivenöl mischen, das geschnittene Gemüse und die Kidney-Bohnen zugeben.*
6. *Die Avocado von Schale und Kern trennen, in mundgerechte Häppchen schneiden und unter die Quinoa-Gemüse-Mischung heben.*

Tofu Banh Mi Bowl

Zutaten:

Für 2 Personen:

200 g Räuchertofu
1 EL Rapsöl
150 g Glasnudeln
1 Avocado
100 g gemischter, grüner Salat
4 Radieschen
1 Karotte
½ Gurke
¼ frischer Rotkohl
100 ml Essig (ideal: Reisweinessig)
4 EL Agavendicksaft
1 TL Knoblauchpaste
etwas Salz und Chili
4 EL Hoisin-Sauce
2 EL Soja-Sauce
2 EL Sesamöl
1 EL Sriracha-Sauce (siehe Rezept unter der Kategorie „Bowls")

Zubereitung:

1. Drei Schälchen vorbereiten.
2. Die gut gewaschene Gurke und die geputzten Radieschen als Erstes in nicht zu dicke Scheiben schneiden. Diese in ein Schälchen füllen.
3. Karotte abschrappen und in Stifte hobeln. In die zweite Schale füllen.
4. Den Rotkohl feinhobeln und in die dritte Schale geben.
5. Aus dem Essig, dem Dicksaft, der Knoblauchpaste, Salz und Chili ein Dressing zusammenrühren und auf die drei Schälchen verteilen. Das Gemüse so eine Zeit lang (mindestens eine Stunde) marinieren lassen.
6. Den geputzten und gewaschenen gemischten, grünen Salat trocken tupfen und in gleichmäßig große Stücke zupfen.
7. Das marinierte Gemüse abtropfen lassen, die Marinade auffangen und über den grünen, gemischten Salat geben.
8. Um die Glasnudeln zuzubereiten, diese in einer Schüssel mit kochendem Wasser aufgießen. Nach einer Ziehzeit von etwa 6 Minuten müssten die Nudeln gar sein. Wasser in der Spüle abkippen.
9. Die Hoisin-Sauce, das Sesamöl, die Soja-Sauce und die Sriracha-Sauce zusammenrühren und so eine Glasur herstellen.
10. Den in Stücke geschnittenen Räuchertofu in der Pfanne goldbraun anbraten, das Rapsöl dafür vorher erhitzen. Einen Teil der Glasur (etwa die Hälfte) in die vom Herd genommene Pfanne füllen, gut vermischen und stehen lassen.
11. Die geschälte und entkernte Avocado in feine Scheiben schneiden.

12. Nun wird auf zwei Tellern angerichtet: Als Erstes die Glasnudeln auf die Teller füllen, dann das marinierte Gemüse und den grünen Salat getrennt voneinander auf die Nudeln setzen, den Tofu dazulegen. Die restliche Glasur über die angerichteten Teller geben.

Hoisin-Sauce:

Diese asiatische Sauce wird zum überwiegenden Teil aus fermentierten Soja-Bohnen hergestellt. Außerdem enthält sie roten Reis, Essig, Knoblauch, Zucker und andere Gewürze, die sie süßlich-scharf machen.
Erhältlich ist die Sauce in größeren Supermärkten, aber auch in Asia-Geschäften.

Vegane Ananas-Poke-Bowl mit Tofu

Zutaten:

Für 2 Personen:

400 g fester Tofu
60 ml Sesamöl
60 ml Soja-Sauce
1 EL Ananassaft
1 EL Essig (ideal: Reisweinessig)
1 Stück Ingwer (daumendick)
1 TL Sesam
½ TL Sriracha-Sauce
2 Limetten (Bio)
200 g Ananas
1 Avocado
150 g Gurke
1 Möhre
70 g Quinoa
1 EL Gemüsebrühe (Bio-instant)
1 Chili
frischer Schnittlauch

Zubereitung:

1. Den Quinoa nach Packungsanleitung in Gemüsebrühe kochen. Danach die Brühe abgießen und den Quinoa erkalten lassen.
2. Eine Bio-Limette halbieren und auspressen. Die Schale abreiben.
3. Den geschälten und fein geriebenen Ingwer in einer Schale mit Limettenabrieb und -saft verrühren.
4. Jetzt das Sesamöl, die Soja-Sauce, den Ananassaft, Essig und die Sriracha-Sauce zufügen und alles mischen.
5. Den aus der Packung genommenen und abgetrockneten Tofu zu Würfeln schneiden. Die vorbereitete Marinade zur Hand nehmen, die Tofuwürfel darin einlegen und ein paar Minuten ziehen lassen.
6. Die Ananas schälen, aufschneiden und den harten Kern entfernen, es wird nur das weiche Fruchtfleisch genommen. Dieses dann in Stückchen schneiden.
7. Avocado halbieren, vom Kern trennen, den Rest in gleichmäßig dünne Scheiben schneiden.
8. Jetzt wird die zweite Limette benötigt. Die Limette mittig aufschneiden und aus den Hälften den Saft herauspressen. Diesen über die Avocado-Scheiben träufeln.
9. Gurke waschen, ebenfalls in Scheiben schneiden, Möhren mit dem Sparschäler abschrappen und in kleine Stückchen hobeln.
10. Chili waschen und zu schmalen Streifen verarbeiten. Wer es lieber weniger scharf mag, entfernt vorher die Kerne aus dem Inneren. Zur Not einfach die Chilischote komplett weglassen.

11. Ein Teller bereitstellen und den Quinoa darauf setzen. Darüber Ananasstücke, Gurke und Möhre verteilen, dann den marinierten Tofu und die restliche Marinade aus dem Schälchen darüber geben. Mit Sesam, Chili und frischem, in Ringe geschnittenem Schnittlauch garnieren.

Das Rezept für die Sriracha-Sauce finden Sie unter der Kategorie „Snacks, Dips, Mus und Aufstriche".

Curry-Linsen-Bowl

Zutaten:

Für 2 Personen:

¾ l Gemüsebrühe (Bio-instant)
200 g gehackte Tomaten (Dose)
200 g Linsen
1 Zwiebel
2 Knoblauchzehe
1 EL Currypaste (rot = scharf, gelb = mild)
1 TL Garam Masala
1 Messerspitze Kümmel
5 Karotten
4 EL Rapsöl
Salz
75 g Wildreis-Naturreis-Mischung
200 ml Wasser
50 g Cashew-Kerne
1 Schuss Wasser
1 Zitrone
1 Bund frische Petersilie
½ Avocado

Zubereitung:

1. *Als Erstes wird das Curry zubereitet. Dafür die Zwiebel und eine Knoblauchzehe abziehen und fein würfeln.*
2. *Die gewürfelte Zwiebel und den Knoblauch nun schön andünsten. Dafür das Rapsöl (2 EL) in einer Pfanne heiß werden lassen.*
3. *Die Currypaste, ½ TL Garam Masala, Kümmel und etwas Salz zufügen und alles etwas anschwitzen.*
4. *Jetzt die gehackten Tomaten und einen Teil der Gemüsebrühe zugeben, damit ablöschen und aufkochen lassen.*
5. *Die Linsen in das kochende Curry geben und ca. 45 Min. köcheln lassen. Unterschiedliche Garzeiten der Linsen beachten und zwischendurch testen.*
6. *Den Backofen vorbereiten und vorheizen (220 °C Ober-/Unterhitze).*
7. *Die geschälte Karotte in schmale Scheiben raspeln. Mit 2 EL Rapsöl, ½ TL Garam Masala und einer Prise Salz mischen und auf einem Backblech verteilen. 25 Min. backen lassen.*
8. *Den Reis nach Packungsanleitung zubereiten, dafür diesen in kochendem Salzwasser gar kochen. Wild- und Naturreis braucht etwas länger als normaler Basmatireis. Danach Wasser wegschütten und den fertigen Reis zur Seite stellen.*
9. *Für den Dip die Cashews mit einem Schuss Wasser und ½ Bund Petersilie (gewaschen und trocken getupft) in den Mixer geben.*
10. *Die Zitrone halbieren und einen Schuss Zitronensaft mit in den Mixer pressen. Alles durchpürieren. Mit etwas Salz würzen.*

11. Die Avocado schälen, Kern entfernen, in schmale Spalten schneiden und etwas restlichen Zitronensaft aus der zweiten Hälfte einer Zitrone darüber träufeln.
12. Jetzt den fertigen Reis unter das Linsen-Curry heben.
13. Zwei Teller mit dem Curry vorbereiten. Die gebackenen Karotten darüber verteilen. Mit Avocado und der zweiten Hälfte der Petersilie garnieren. Dip dazu reichen oder einen Klecks auf die Bowl setzen.

Garam Masala:

Bei Garam Masala handelt es sich um eine indische Gewürzmischung. Den Hauptteil machen dabei schwarzer Kardamom, Zimt, Gewürznelken, schwarzer Pfeffer und Kreuzkümmel aus.
Viele Inder fügen dieser Mischung oft ihre eigene Note bei.

Marokkanische Bowl, vegan

Zutaten:

Für 4 Personen:

400 ml Gemüsebrühe (Bio-instant)
200 g getrocknete oder 400 g Dosen-Kichererbsen
400 g gehackte Tomaten (Dose)
100 g Rosinen
3 Knoblauchzehen
2 Zwiebeln
1 Aubergine
3 EL Tomatenmark
1 TL Kümmel
2 TL Zimt
1 TL Salz
etwas Kurkuma, Paprikapulver und gemahlener Ingwer (evtl. Safranfäden)
2 Avocados
jeweils ½ Bund Koriander und Minze
1 Zitrone
2 EL Olivenöl
1 Schuss Agavendicksaft
Salz und Pfeffer
200 g Hirse oder Couscous
1 EL Gemüsebrühe
125 g Sojajoghurt
1 Handvoll Granatapfelkerne
1 Handvoll Mandeln
2 EL Kokosöl

Zubereitung:

1. Sollten Sie getrocknete Kichererbsen verwenden, diese am Vortag in Wasser einweichen und über Nacht stehen lassen. Am nächsten Tag das Wasser wegschütten, die Erbsen mit klarem Wasser abspülen und in einem Topf 20 Min. kochen. Danach in ein Sieb kippen und stehen lassen.
2. Dosen-Kichererbsen in einem Sieb unter laufendem kaltem Wasser gut abwaschen, dann zum Abtropfen in der Spüle stehen lassen.
3. Die gewaschene Aubergine zu Stücken verarbeiten.
4. Beide Zwiebeln und den Knoblauch abziehen, eine Zwiebel und den Knoblauch hacken, die andere Zwiebel in acht Spalten teilen.
5. In einer Pfanne das Kokosöl zerlassen und erhitzen. Die Zwiebeln (Würfel und Achtel) und den Knoblauch darin andünsten.
6. Die Aubergine dazugeben und kurz mitbraten.
7. Mit Tomatenmark anschwitzen lassen. Mit Zimt, Kümmel, Salz, Kurkuma, Paprikapulver und Ingwer würzen. Dann ¾ der Brühe zugießen und damit ablöschen.
8. Gehackte Tomaten zufügen und aufkochen lassen. Wer möchte, kann noch Safranfäden beigeben. Jetzt etwa 20 Minuten auf niedrigerer Temperatur weiterkochen lassen. Zwischendurch umrühren und die Konsistenz prüfen. Eventuell muss noch die restliche Brühe zugegeben werden.
9. Nach 20 Minuten die Kichererbsen und die Hälfte der Rosinen unterrühren. Noch einmal 10 Minuten weiterkochen lassen.

10. Hirse oder Couscous nach Packungsanleitung zubereiten. Dabei einen EL Gemüsebrühe mit ins Wasser geben. Nach Ende der Garzeit abgießen und die zweite Hälfte der Rosinen sowie die Hirse oder den Couscous zugeben. Umrühren.
11. Die geschälten und entkernten Avocados in Würfel schneiden.
12. Den Koriander und die Minze waschen, trocken schütteln und grob hacken.
13. Für den Saft die Zitronen mittig aufschneiden und auspressen.
14. In den Zitronensaft 2 EL Olivenöl, die gehackten Kräuter und einen kleinen Schuss Agavendicksaft mischen. Dieses Dressing über die Avocado-Würfel geben und durchrühren.
15. Vier Teller vorbereiten. Auf einem Teil das Kichererbsen-Curry anrichten, dann die Hirse-Rosinen-Mischung und anschließend den Avocadosalat. Einen Klecks Sojajoghurt darauf setzen und mit Granatapfelkernen und Mandeln toppen.

SCHLUSSWORT

Abschließend möchte ich mich für Ihr Interesse an diesem Buch bedanken und dafür, dass Sie bis hierhin weitergelesen haben und immer noch motiviert sind.

Ich habe mir große Mühe gegeben, die Rezeptauswahl abwechslungsreich zu gestalten, und hoffe, dass für jeden Geschmack etwas dabei ist und Ihnen dadurch die Lust und die Motivation erhalten bleiben.

Denken Sie immer daran, dass ein positives und gesundes Wohlbefinden im Mittelpunkt stehen und Sie sich nicht unter Druck setzen sollten. Ziel ist die langfristige Balance des Säure-Basen-Haushalts, versuchen Sie, sich das immer wieder ins Gedächtnis zu rufen.

Da Sie es wahrscheinlich kaum erwarten können, mit dem Ernährungsprogramm zu beginnen, werde ich mich kurzfassen. Mir bleibt nun nichts Weiteres mehr übrig, als Ihnen viel Erfolg, Durchhaltevermögen und Freude am neuen Lebensgefühl zu wünschen. Wer weiß, wen Sie noch alles mitreißen und begeistern können?! Vielleicht ist es die beste Freundin, die Nachbarin oder sogar Ihr Ehemann?

In diesem Sinne verabschiede ich mich und entlasse Sie mit ruhigem Gewissen und mit Ihrem neugewonnenen Wissen in Ihre gesunde Zukunft!

LIEBER LESER, DANKE FÜR IHREN KAUF.

AMAZON REZENSIONEN SIND DIE GRUNDLAGE FÜR DEN ERFOLG BEI AMAZON, DAHER WÜRDE ICH SIE BITTEN, DASS SIE UNS FEEDBACK ZU DIESEM BUCH IN FORM EINER REZENSION GEBEN.

HAFTUNGSAUSSCHLUSS

Die Umsetzung aller enthaltenen Informationen, Anleitungen und Strategien dieses Buchs erfolgt auf eigenes Risiko. Für etwaige Schäden jeglicher Art kann der Autor aus keinem Rechtsgrund eine Haftung übernehmen. Für Schäden materieller oder ideeller Art, die durch die Nutzung oder Nichtnutzung der Informationen bzw. durch die Nutzung fehlerhafter und/oder unvollständiger Informationen verursacht wurden, sind Haftungsansprüche gegen den Autor grundsätzlich ausgeschlossen. Ausgeschlossen sind daher auch jegliche Rechts- und Schadensersatzansprüche. Dieses Werk wurde mit größter Sorgfalt nach bestem Wissen und Gewissen erarbeitet und niedergeschrieben. Für die Aktualität, Vollständigkeit und Qualität der Informationen übernimmt der Autor jedoch keinerlei Gewähr. Auch können Druckfehler und Falschinformationen nicht vollständig ausgeschlossen werden. Für fehlerhafte Angaben vom Autor kann keine juristische Verantwortung sowie Haftung in irgendeiner Form übernommen werden.

URHEBERRECHT

Impressum:

1. Auflage

Kontakt:
Isabella Hitzling
c/o AutorenServices.de
Birkenallee 24
36037 Fulda

Printed in Germany
by Amazon Distribution
GmbH, Leipzig

19689569R00096